PROGRAMME DU COURS

COMPLÉMENTAIRE

DE PHYSIOLOGIE

À LA FACULTÉ DE MÉDECINE DE STRASBOURG

(Semestre d'été, 1869)

PAR

H. BEAUNIS

Professeur agrégé d'anatomie et de physiologie
à l'ancienne Faculté de médecine de Strasbourg,
médecin-major de 1re classe

PARIS

LIBRAIRIE J. B. BAILLIÈRE ET FILS

Rue Hautefeuille, près du boulevard Saint-Germain

—

1872

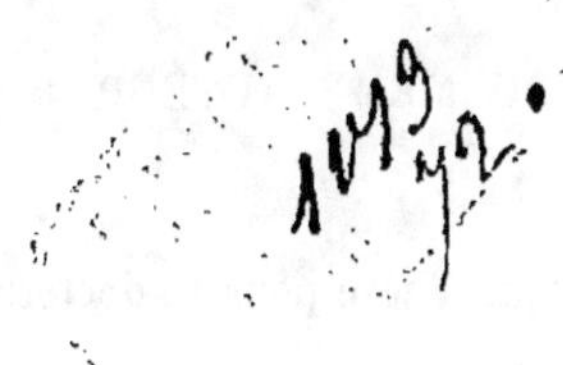

PROGRAMME D'UN COURS

COMPLÉMENTAIRE

DE PHYSIOLOGIE

PROGRAMME DU COURS

COMPLÉMENTAIRE

DE PHYSIOLOGIE

FAIT A LA FACULTÉ DE MÉDECINE DE STRASBOURG

(Semestre d'été, 1869)

PAR

H. BEAUNIS

Professeur agrégé d'anatomie et de pathologie
à l'ancienne Faculté de médecine de Strasbourg,
médecin-major de 1re classe

PARIS

LIBRAIRIE J. B. BAILLIÈRE ET FILS

19, Rue Hautefeuille, près du boulevard Saint-Germain

1872

HOMMAGE

A L'ANCIENNE

FACULTÉ DE MÉDECINE DE STRASBOURG

PRÉFACE

Ce livre est la reproduction presque textuelle des notes qui m'ont servi en 1869 à faire un cours de physiologie aux élèves de première année de la Falculté de Strasbourg. Le lecteur ne doit donc pas chercher dans ces pages autre chose que ce qu'indique le titre ; c'est un programme et rien de plus.

Et cependant, malgré les lacunes forcées que le lecteur constatera à chaque pas, malgré la concision peut-être obscure de certains passages, faute des développements nécessaires, malgré les opinions qui pourront paraître hasardées dans certains cas, trop peu accusées dans d'autres, j'ai cru qu'il y avait utilité à publier ce programme.

La physiologie est encore à l'état d'ébauche, et, comme toutes les sciences en voie de formation, elle consiste non-seulement en faits, mais en théories, c'est-à-dire en hypothèses dans lesquelles les faits sont groupés et encadrés d'une façon plus ou moins rationnelle. Les sciences faites, au contraire, et qui, comme la géométrie par exemple, marchent du simple au composé, du connu à l'inconnu, sont toujours identiques à elles-mêmes, et les directions d'esprit individuelles ne sauraient en modifier les grands traits.

En physiologie, il n'en est pas de même. Ouvrez les traités de physiologie publiés en France et à l'étranger depuis Burdach jusqu'à nos jours ; parcourez-en les tables des matières, et vous serez frappé, en les étudiant comparativement, des différences qu'elles présentent suivant les auteurs.

En effet les tables de matières sont à ce point de vue une des études les plus instructives qu'on puisse faire. Les programmes de cours, qui ne sont en réalité autre chose que des tables de matières plus détaillées, des sommaires plus étendus, offrent aussi un intérêt incontestable. Dans les traités *ex professo*, les grandes lignes disparaissent souvent sous la multiplicité des détails, comme la charpente d'un arbre disparaît sous la masse du feuillage ; puis, chaque professeur ne peut, pour publier quelques-unes de ses idées, s'astreindre à faire paraître un livre complet sur la matière ; la science serait bientôt encombrée. Les programmes, au contraire, *charpentes sans feuillage*, laissent de côté les faits pour ne s'attacher qu'aux grandes lignes et aux divisions principales, et les tendances de l'auteur n'en apparaissent qu'avec plus de netteté. Il n'est pas un professeur ayant un peu réfléchi sur la science qui fait l'étude de sa vie (je parle de ceux qui ne se contentent pas d'être de simples enregistreurs de faits), qui n'ait sur cette science des manières de voir particulières, des vues, heureuses peut-être, qui ont pu échapper à de plus savants et à de plus autorisés que lui; et il suffit quelquefois de peu de chose pour ouvrir à la science une voie non explorée. Une collection de programmes sur les diverses parties de la science, dans les différentes écoles, présenterait un tableau fidèle et intéressant de l'enseignement et de ses tendances.

Que le lecteur me permette de préciser en quelques mots les tendances qui caractérisent ce cours.

Les élèves de première année, auxquels je m'adressais exclusivement, arrivent, comme chacun sait, dans les facultés de médecine avec un bagage scientifique assez restreint. Quelques notions de physique et de chimie, un aperçu presque enfantin de l'histoire naturelle, et une absence complète de notions anatomiques sur la structure de l'homme : voilà le bilan de leurs connaissances. Vouloir exposer devant ces élèves la physiologie humaine telle qu'on la trouve dans les traités classiques, c'est perdre son temps. D'autre part, faut-il se borner à leur enseigner, pour la rendre compréhensible, une physiologie tellement élémentaire qu'elle tombe dans ce que j'appellerais la physiologie de pensionnat? Je ne le crois pas. A l'âge auquel les étudiants entrent dans les Facultés de médecine, l'intelligence est en éveil et impatiente de connaître. Au sortir des études nécessairement un peu dogmatiques des lycées, et des procédés scolastiques qui ont pour but autant de discipliner et de régler le jugement que de le développer et de l'étendre, ces jeunes esprits entrevoient avec une ardente curiosité les horizons nouveaux de la science sans limites. Laissez cet horizon s'ouvrir librement devant eux sans craindre les éblouissements d'une lumière trop vive.

Deux grandes lois, entrevues déjà par quelques esprits, presque démontrées aujourd'hui, dominent les sciences physiques et naturelles qu'elles ont renouvelées de fond en comble : l'une est la corrélation des forces physiques, l'autre l'évolution sériaire des êtres. Ces deux lois, dont on peut encore discuter quelques points, mais dont on ne peut méconnaître la puissance, forment l'idée dominante de ce cours. J'ai cru que des intelligences jeunes et actives seraient, malgré l'insuffisance de connaissances spéciales, assez préparées par leurs études antérieures pour comprendre la grandeur de ces deux lois et l'importance de leur application à la physiologie.

Une dernière raison m'a décidé à faire cette publication.

Au moment où l'ancienne faculté de Strasbourg, obligée de quitter sa terre natale, cherche d'autres foyers, il m'a paru utile de fixer un des enseignements de cette École.

Un de ses élèves les plus distingués va publier le cours si original et si profond du regretté professeur Küss. Fondé sur l'histologie, ce cours appliquait, bien avant Virchow, les données de la micrographie moderne à la physiologie et à la pathologie.

M'adressant à un auditoire spécial, j'ai dû me placer à un autre point de vue.

Mais, grâce à ces deux livres, le public médical pourra se faire une idée nette et précise de ce qu'était l'enseignement de la physiologie à l'ancienne faculté de médecine de Strasbourg.

Aussi, c'est à elle, qui m'a accueilli dans son sein et m'a adopté, moi étranger à l'Alsace, c'est à elle, maîtres et élèves, que je dédie ces pages, pensées et écrites *in aere rhenano*.

H. BEAUNIS.

Sétif, 28 juin 1872.

PREMIÈRE PARTIE

PHYSIOLOGIE GÉNÉRALE.

PHYSIOLOGIE. — Sa définition : *science de la vie*.

Nécessité de la comparaison ; l'homme ne peut être isolé des autres êtres vivants ; la physiologie comparée est indispensable à la physiologie humaine.

DE LA VIE. — Définitions données par les physiologistes et les philosophes ; définition rigoureuse impossible.

I. Prolégomènes.

1° DE LA MATIÈRE ET DE LA FORCE.

Quantité de matière permanente ; Lavoisier et la balance ; rien ne se crée, rien ne se perd.

Permanence de la force ; exemples ; transformation de la chaleur en travail mécanique et réciproquement ; corrélation des forces physiques.

L'idée de force est inséparable de l'idée de matière ; nous ne les connaissons que par le mouvement.

— *Hypothèse atomique sur la constitution de la matière ;* la plus probable.

Deux espèces de matière : 1° matière pondérable, dont les atomes s'attirent en raison inverse du carré de la distance ; 2° matière impondérable ou *éther* dont les atomes se repoussent suivant une loi encore inconnue (1).

Constitution des corps ; trois degrés :

1° *Atomes ;*

2° *Dynamides*, atomes de matière pondérable entourés d'une atmosphère d'atomes d'éther ;

3° *Molécules*, agrégation de dynamides.

Les corps simples se composent de dynamides ; les corps composés, de molécules.

— *Des forces ou mieux du mouvement.* — Deux états des corps :

1° Repos, état d'équilibre ; forces à l'état de tension ;

2° Mouvement ; forces vives ; dégagement des forces de tension.

Les corps doivent être étudiés à trois points de vue :

1° Premier point de vue : la matière ; groupement des atomes, des dynamides et des molécules ; *chimie ;*

2° Deuxième point de vue : la force ou le mouvement ; *mécanique ;*

3° Troisième point de vue : la forme ; *morphologie.*

Ces trois choses, matière, mouvement, forme, constituent un corps.

MUTATIONS DES CORPS. — Elles doivent être considérées à ces trois points de vue :

1° *Mutations de la matière (Stoffwechsel).*

La matière brute et la matière vivante peuvent se transformer l'une dans l'autre ; l'inorganique devient organique ; l'organique devient inorganique.

(1) On considère quelquefois à tort l'éther comme un fluide immatériel ; c'est un non-sens ; impondérable et immatériel ne sont pas la même chose. L'auteur prie le lecteur de ne pas perdre de vue que ceci a été écrit en 1869.

La quantité relative de matière brute et de matière vivante est-elle invariable ou non? En d'autres termes, la quantité de matière vivante peut-elle s'augmenter aux dépens de la matière brute? Oui ; apparition des êtres organisés à la surface du globe. La quantité de matière vivante augmente-t-elle indéfiniment?

2° *Mutations de la force (Kraftwechsel).*

Exemples de transformation des forces l'une dans l'autre.

3° *Mutations de la forme.*

Conséquences des deux précédentes.

2° DIFFÉRENCES DES CORPS BRUTS ET DES CORPS VIVANTS. — CARACTÈRES GÉNÉRAUX DES CORPS VIVANTS.

1° AU POINT DE VUE DE LA MATIÈRE :

a. *Constitution chimique des corps vivants.* — Nombre de corps simples qui y entrent moindre. — Molécules plus complexes. — Mélange de liquides et de solides ; comparaison avec l'eau d'hydratation des composés chimiques et des cristaux.

b. *Mutation incessante des molécules.* — Apport de molécules nouvelles ; leur transformation ; rejet des molécules anciennes ; succession de décompositions et de recompositions moléculaires.

c. *Rénovation incessante de la matière.*

2° AU POINT DE VUE DES FORCES :

a. *Mouvements.* — Rôle du mouvement ; ses caractères ; son but ; mouvements d'accroissement, etc.

b. *Évolution déterminée.* — Naissance ; vie ; mort ; vitalité dormante ; comparaison avec un cristal ; comparaison avec un composé chimique instable.

c. *Individualisation.* — Pas absolue ; agrégats vivants végétaux et animaux.

d. *Spécification peu prononcée.* — Série continue des êtres vivants ; caractère nié par beaucoup d'auteurs. Spécification des formes cristallines.

e. *Reproduction.* — Production d'un corps susceptible de vivre et ressemblant plus ou moins au générateur.

f. *Transformation de forces.* — L'animal est le *lieu* de transformation de forces de tension en forces vives ; la plante de forces vives en forces de tension (voir plus loin : Comparaison de la plante et de l'animal).

g. *Existence de forces indépendantes des forces physico-chimiques.*

A. *Force vitale. Vitalisme pur; École de Montpellier.* — Mais l'unité du corps vivant n'existe pas toujours ; plante ; hydre. Où la placer ? Quelle est sa nature ? D'où vient-elle ? Que devient-elle ?

B. *Forces vitales. Vitalisme Barthézien.* — Mêmes difficultés, sauf la première.

C. *Propriétés vitales. Vitalisme de Bichat.* — Sont-ce des causes ou de simples phénomènes ? Si on les considère comme des causes, on rentre dans le cas précédent ; sinon, ce ne sont plus que des modes de mouvement.

Les forces vitales ou mieux les actes vitaux sont-ils essentiellement distincts des phénomènes des corps bruts, ou bien ces forces vitales ne sont-elles qu'une transformation des forces physico-chimiques, et la complexité de la molécule organique suffit-elle pour expliquer les phénomènes de la vie ? Question insoluble actuellement ; probabilités *pour*.

3° AU POINT DE VUE DE LA FORME :

a. *Constance relative de la forme.* — Types morphologiques.

b. *Type sphérique élémentaire.* — Granulations, cellules, etc.

c. *Figurations des tissus et des éléments.*

d. *Variations d'évolution des formes typiques.*

3° CARACTÈRES DISTINCTIFS DES CORPS VIVANTS. — COMPARAISON
DE LA PLANTE ET DE L'ANIMAL.

La comparaison ne peut se faire pour les types inférieurs qui sont sur la limite des deux règnes.

1° Comparaison de la plante et de l'animal au point de vue de la matière; biostatique chimique.

La *plante* (parties vertes) fabrique le combustible que l'animal brûle; elle prend dans l'air et dans le sol l'eau, l'acide carbonique et l'ammoniaque, et fournit à l'animal les matières premières de la combustion vitale, carbone, hydrogène et oxygène. La plante forme par réduction des matériaux plus compliqués, des corps binaires (huiles éthérées), des corps ternaires (hydrocarbonés, acides organiques, graisses), des corps azotés (alcaloïdes et albuminoïdes). *Elle opère par synthèse; c'est un appareil réducteur qui rejette de l'oxygène.*

L'*animal* prend à la plante, soit directement (herbivore), soit indirectement (carnivore), les matériaux carbonés, hydrogénés et azotés formés par elle; il prend à l'air l'oxygène qu'elle rejette; il combure et oxyde ces matériaux et élimine de l'eau, de l'acide carbonique et de l'ammoniaque, c'est-à-dire juste les éléments sur lesquels opère la plante. *L'animal opère par analyse, c'est un appareil d'oxydation.*

Donc chaîne ininterrompue: — sol et air, — plante, — animal, — sol et air, etc., ainsi de suite; c'est la *circulation de la matière.*

Antagonisme et corrélation de la plante et de l'animal :

| La plante épure l'air, | | L'animal vicie l'air, |
| — appauvrit le sol; | || | — enrichit le sol. |

les quantités de vie végétale et de vie animale sur le globe sont fonction l'une de l'autre.

2° *Comparaison de la plante et de l'animal au point de vue de la force; dynamique vitale.*

La *plante* transforme des forces vives (lumière et chaleur solaire) en forces de tension qu'elle emmagasine dans ses produits de formation.

L'*animal* transforme des forces de tension en forces vives (chaleur, mouvement, etc.), c'est la *circulation de la force.*

3° *Comparaison de la plante et de l'animal au point de vue de la forme ; morphologie comparée.*

Idée générale des formes végétales.

Idée générale des formes animales.

DEUXIÈME LEÇON

4° RÉSULTATS DE LA COMPARAISON DE LA PLANTE ET DE L'ANIMAL.

La *plante* trouve les matériaux de son existence (eau, acide carbonique et ammoniaque) dans l'air et dans le sol, c'est-à-dire à peu près partout; d'où pas de nécessité d'un déplacement.

L'*animal* ne les trouve pas partout; d'où nécessité d'un déplacement, c'est-à-dire d'un mouvement, c'est-à-dire d'un dégagement de force vive; ce dégagement est lié à une oxydation; par suite usure de la substance du corps et déchets; d'où nécessité de réparation; d'où recherche d'une nourriture appropriée ; il a des besoins et des mouvements volontaires ; il sent, il sait et il veut.

Donc en résumé :

L'animal se meut, *locomotion ;*

Il sent, il sait et il veut, *innervation ;*

Il absorbe de l'oxygène (*respiration*), et des matériaux de réparation, *nutrition ;*

Il excrète des matériaux de déchet, *excrétion ;*

Il se développe, *accroissement ;*

Il se reproduit, *reproduction.*

A chacune de ces actions correspond une *fonction*, et chacune de ces fonctions a pour agents des appareils ou des organes déterminés chez les animaux supérieurs ; mais chez les êtres inférieurs, une seule substance en est chargée (*amibe*) ; la même substance se contracte, sent, veut, digère, excrète, se reproduit ; puis, à mesure qu'on s'élève dans la série, la spécialisation se fait et la masse vivante se différencie et se segmente en parties afférentes à telle ou telle fonction ; c'est la division du travail en physiologie.

5° ÉCHELLE DE SPÉCIALISATION DES ORGANISMES.

1° *Éléments cellulaires*. — Apparition dans la substance vivante homogène d'éléments cellulaires spéciaux ; éléments reproducteurs (ovule et spermatozoïdes) ; éléments locomoteurs (cils vibratiles), etc.

2° *Organes*. — Apparition d'organes distincts ; estomac, foie, etc.

3° *Appareils*. — Distinction des appareils ; squelette ; appareil digestif, etc.

Idée schématique d'un animal ainsi spécialisé : ses parties constituantes :

a. Organes profonds : 1° de mouvement ; muscles ;

2° d'innervation ;

b. Surfaces d'introduction 1° des matériaux nutritifs ;

2° De l'oxygène ;

c. Surfaces d'élimination ou d'excrétion ;

d. Agent portant les matériaux nutritifs et l'oxygène des surfaces d'introduction aux organes profonds, nerfs et muscles, et portant les matériaux de déchet des nerfs et des muscles aux surfaces d'excrétion ; c'est le sang ;

e. Organes de reproduction ; mâle et femelle ;

f. Masse de remplissage, tissus connectifs.

Marche logique dans l'étude de la physiologie. — Aller du simple au composé.

Débuter par l'étude des éléments les plus simples auxquels puissent se réduire les organismes. Preuves de cette nécessité : anatomiques, physiologiques.

Donc débuter par l'étude de la physiologie des éléments cellulaires et de la cellule en général.

II. Physiologie histologique.

1° PHYSIOLOGIE DE LA CELLULE.

Historique. — Conception primitive de la cellule : membrane d'enveloppe ; contenu ; noyau. Doit être modifiée.

Conception nouvelle ; masse de protoplasma avec ou sans noyau ; le nom de globule conviendrait mieux. Le globule est pour le physiologiste ce que l'atome est pour le chimiste, ce que la ligne est pour le géomètre.

Nécessité d'étudier le globule dans les êtres inférieurs, unicellulaires.

A. *Du protoplasma ou sarcode.*

1° Sa composition chimique ; nutrition du protoplasma.

2° Ses mouvements. Observation de ses mouvements ; végétaux (poils staminifères de l'éphémère de Virginie) ; myxomycètes ; animaux inférieurs ; rhizopodes ; amibes. — Influence des agents extérieurs, chaleur, électricité, etc.

3° Ses formes ; amorphe ; figuré ; vacuoles.

TROISIÈME LEÇON

B. *De la cellule en général.*

1° *Forme et structure des cellules.*

a. Forme normale de la cellule sphérique ; ses variations ; polygonale, allongée, aplatie, à prolongements ramifiés ou non ; cellules vibratiles.

b. Structure de la cellule. Transitions du simple au composé :

Masse de protoplasma sans noyau ;

Masse de protoplasma avec noyau ;

Masse de protoplasma avec noyau et membrane d'enveloppe ;

Cellules à plusieurs noyaux ;

Cellules avec membrane d'enveloppe secondaires ; cellules végétales ; cellules de cartilage.

c. Modifications de la cellule. Les dérivés morphologiques ; fibres, lames, canaux, etc.

d. Rapports des cellules entre elles. Leur action réciproque et les modifications de forme qui en résultent.

e. Influence de la tension (pression intra-cellulaire) sur la forme des cellules.

2° *Constitution et mutations matérielles des cellules.*

a. Chimie de la cellule. Différences des jeunes cellules et des cellules anciennes.

Constitution chimique de la membrane, du contenu, du noyau.

Spécialité chimique des cellules; différences de leur contenu; produits formés dans les cellules.

b. Échanges de la cellule. Nutrition des cellules ; elles absorbent certains matériaux, rejettent des déchets.

c. Sécrétions des cellules ; elles fabriquent des produits, salive, suc gastrique, etc.

d. Indépendance cellulaire. Action des milieux sur les cellules; action des cellules sur les milieux; territoires cellulaires ; théorie de Virchow.¹

e. Transformation chimique des cellules, transformation granulo-graisseuse, calcaire, colloïde.

3° *Forces et mouvements des cellules.*

a. Mouvements de locomotion :

Partiels ; cils vibratiles ; globules blancs du sang ;

De totalité ou déplacements actifs ; spermatozoïdes, globules migrateurs. (Ne pas confondre ces mouvements actifs avec les mouvements communiqués.)

b. Mouvements d'évolution.

A. Génération des cellules.

Génération libre, doit-elle être admise ?

Multiplication cellulaire. Génération par des éléments préexistants. 1° Génération endogène ; cas particulier, segmentation ; ex. : segmentation de l'œuf. 2° Génération par fissiparité. 3° Génération par gemmiparité ou bourgeonnement.

B. Accroissement des cellules. Augmentation de volume ; changement de forme.

C. Disparition des cellules.

Mort mécanique ; déhiscence des cellules ; chute des cellules (mue épidermique).

Disparition par transformation morphologique ; en fibres, canaux, etc.

Mort par génération à ses dépens de nouvelles cellules.

Mort par transformation chimique.

D. Durée de la vie cellulaire. Très-variable. Comparaison à ce point de vue des éléments épithéliaux et des éléments connectifs.

E. Production de chaleur et d'électricité.

C. *Des éléments cellulaires spéciaux.*

Cinq espèces d'éléments cellulaires spéciaux : 1° Éléments épithéliaux ; 2° Globules sanguins ; 3° Éléments contractiles ; 4° Éléments nerveux ; 5° Éléments connectifs.

1° *Éléments épithéliaux.* — Éléments limitants séparant l'organisme des milieux extérieurs.

Tois rôles principaux :

Protecteurs ; barrière contre les agents extérieurs ;

Agents d'introduction des matériaux de nutrition ;

Agents d'élimination des matériaux de déchet.

Les mêmes agents épithéliaux peuvent être chargés de ces trois fonctions; alors ils sont le siége de deux courants en sens inverse, un courant de l'extérieur à l'intérieur, nutritif, un courant de l'intérieur à l'extérieur, excréteur.

Deux propriétés principales des cellules épithéliales :

Action élective ; elles font un choix ; elles arrêtent certaines matières au passage; en laissent passer d'autres; filtration vitale.

Action formative; elles forment des produits nouveaux avec les matériaux qui les traversent.

De là deux classes de cellules épithéliales :

Cellules épithéliales proprement dites; protectrices et quelquefois douées d'une action élective ;

Cellules glandulaires ; fabriquant des produits nouveaux.

Formes diverses des cellules épithéliales : sphériques, polyédriques, pavimenteuses, cylindriques, vibratiles.

Activité des cellules épithéliales; souvent intermittente.

Durée; ordinairement très-limitée ; mue épithéliale ; mucus ; sécrétion sébacée, etc.

Renouvellement incessant des cellules épithéliales; ce renouvellement est total; porte sur l'élément épithélial entier; une cellule nouvelle remplace la cellule épithéliale tombée.

2° *Éléments contractiles.*

Leur division en éléments contractiles proprement dits et en éléments musculaires.

a. Éléments contractiles proprement dits.

Spermatozoïdes; cellules vibratiles; globules blancs, etc. Observation de leurs mouvements au microscope.

b. Éléments musculaires. Cellule contractile des parois vasculaires ; fibre musculaire lisse ; fibre musculaire striée. Observation de leurs contractions au microscope.

Activité des éléments contractiles. — Irritabilité et contractilité musculaires.

Excitants de la contraction.

Durée des éléments musculaires; probablement illimitée

Renouvellement moléculaire des éléments musculaires ; comparaison avec le renouvellement total des épithéliums. Les matériaux de la fibre musculaire sont incessamment remplacés à mesure qu'ils s'usent par la contraction. Nécessité d'un renouvellement moléculaire ; leurs déchets doivent traverser le sang pour être éliminés à l'extérieur ; la substance change, la forme reste ; comparaison avec un jet d'eau.

3° *Éléments nerveux.*

Deux formes :

Globule nerveux ; centre de détente ;

Fibre nerveuse ; conductrice.

Constitution chimique et structure.

Activité des éléments nerveux.

Durée et renouvellement ; mêmes réflexions que pour les éléments musculaires.

Constitution de l'arc nerveux ; action réflexe :

a. Fibre centripète ; sensitive ; excito-motrice ;

b. Globule nerveux ; centre réflexe, ou mieux centre de transmission de mouvement et de détente ;

c. Fibre centrifuge ; musculaire, glandulaire, trophique.

Exemple : impression sensitive ; réflexion centrale ; contraction musculaire consécutive réflexe ; de même, sécrétions réflexes.

Arcs nerveux plus complexes ; interposition dans l'arc nerveux de plusieurs centres ou globules nerveux reliés entre eux par des fibres commissurales ; d'où ricochets de réflexes centraux avant d'arriver au phénomène réflexe final.

4° *Globules sanguins rouges* (voir le Sang).

Forme et grandeur ; structure.

BEAUNIS, Physiol.

Constitution chimique.

Rôle ; fixent l'oxygène et le portent aux éléments musculaires et nerveux.

Durée tout à fait indéterminée.

5° *Éléments connectifs.*

Formes diverses ; globules blancs du sang et de la lymphe ; globules migrateurs ; globules connectifs proprement dits ; cellules adipeuses.

Rôle physiologique encore mal délimité ; activité presque nulle pour quelques-uns ; rôle pathologique immense.

Durée très-variable ; très-longue pour quelques-uns ; très-courte probablement pour d'autres.

2° PHYSIOLOGIE DES TISSUS.

1° *Tissus épithéliaux.*

Pas de substance intercellulaire autre qu'une substance unissante à peine démontrable (nitrate d'argent).

Formes diverses ; se réduisent toutes en dernière analyse à une ou plusieurs couches de cellules épithéliales appliquées sur un sol sous-jacent connectif et vasculaire.

Nutrition des épithéliums ; leur rapport avec le sang.

Tissus glandulaires et glandes. Formes diverses, toutes réductibles physiologiquement au même schéma.

2° *Tissu musculaire.*

Tissu musculaire lisse.

Tissu musculaire strié.

Questions physiologiques renvoyées à l'étude des muscles et de la locomotion.

3° *Tissu nerveux.*

Deux formes : substance blanche ; substance grise.

Nerfs, ganglions périphériques et centraux ; organes nerveux périphériques.

Vascularité des nerfs et des centres nerveux.

Activité des centres nerveux; provoquée; spontanée ; *automatisme* des centres nerveux; sa signification.

4° *Tissus connectifs.*

Fonctions surtout mécaniques; de remplissage; de sou-tien (squelette); de protection, etc.

Les diverses formes; cartilage, os, etc.

De la graisse et de son rôle dans l'organisme.

Nutrition des tissus connectifs.

QUATRIÈME LEÇON

DEUXIÈME PARTIE

PHYSIOLOGIE SPÉCIALE.

I. Physiologie de la nutrition; mutations matérielles de l'organisme.

1° ACTES GÉNÉRAUX DE LA NUTRITION.

A. *Du sang.*

Intermédiaire obligé entre les tissus épithéliaux et les tis-sus profonds (muscles et nerfs). Idée générale de la cir-culation.

Caractères généraux du sang. Ce qui se passe dans une plaie qui saigne; *coagulation du sang.*

Constitution physico-chimique du sang.

1° Liquide ou *plasma* sanguin :

Sérum,
Fibrine.

2° Corpuscules solides en suspension :

Globules rouges,
—   blancs.

3° Gaz du sang.

Élude de ces différents principes :

a. Plasma.

b. Sérum. — Ses caractères ; alcalin.

Sa composition chimique :

Eau...................................... 90 p. 100

Matières solides
- Albumine................
- Graisses................
- Matières extractives........ } 10   —
- Sels (chlorures et soude surtout)................

1° Fibrine ; ses caractères ; sa coagulation spontanée ; substance fibrino-plastique et substance fibrinogène.

2° Globules du sang.

a. Globules rouges.

Forme et structure ; existence d'un noyau chez les vertébrés inférieurs et les embryons de mammifères ; absence d'un noyau chez les mammifères.

Grandeur ; sa fixité pour chaque espèce ; ses différences d'une classe à l'autre ; homme, 1/135° de millimètre ; protée, 1/12°.

Nombre des globules sanguins ; 4 millions dans un millimètre cube.

Composition.

Stroma ; Substance albuminoïde ;

     —   Substance phosphorée ; protagon ;

Matière colorante ; hémoglobine ; ferrugineuse.

Substances minérales; prédominance de potasse et de phosphates.

b. Globules blancs ou leucocytes.

Forme et structure.

Grandeur, $1/90^e$ de millimètre.

Nombre; rapport des globules blancs aux globules rouges dans le sang $= 1 : 400$.

Comparaison des deux espèces de globules.

Les globules rouges sont exclusifs au sang; ils ne se trouvent que là; ubiquité des globules blancs; on les trouve à peu près partout en dehors du sang.

Constance relative de la grandeur des globules blancs dans les diverses espèces animales.

3° Gaz du sang.

Pour 100 volumes de sang, on a :

Gaz du sang, 45 volumes.

Acide carbonique.................... 20 p. 100
Oxygène.......................... 14 —
Azote........................... 1 —

a. Acide carbonique sous deux états :

A l'état de combinaison chimique.

Carbonate de soude,
Bicarbonate de soude, combiné au phosphate de soude bibasique.

En simple dissolution dans le plasma.

b. Oxygène. En combinaison avec l'hémoglobine des globules; oxyhémoglobine; monochroïque. A l'état d'oxygène ozonisé (bleuit la teinture de gayac).

c. Azote; à l'état de simple dissolution.

Les gaz du sang ne suivent que pour une faible partie la loi de Dalton.

CINQUIÈME LEÇON

Caractères organoleptiques du sang.

Couleur du sang. Ses causes :

État de l'hémoglobine ; l'hémoglobine privée d'oxygène est dichroïque ; l'oxyhémoglobine est monochroïque.

Forme et grosseur des globules : dilatés, ils dispersent la lumière ; sang plus foncé : diminués de volume, ils la concentrent ; sang plus clair.

Influence des divers agents sur la couleur du sang.

Odeur du sang, particulière dans chaque espèce ; expériences de Barruel.

Quantité du sang ; 1/13ᵉ du poids du corps. Idée sommaire des procédés employés pour l'apprécier.

Différences de composition du sang dans les diverses régions.

Sang artériel, uniformité et constance de sa composition ; ses caractères principaux ; rutilance ; richesse en oxygène, pauvreté en acide carbonique.

Sang veineux ; variabilité de sa composition suivant les organes dont il revient. Ses caractères principaux :

Du sang vivant en circulation dans les vaisseaux. Pourquoi ne se coagule-t-il pas ?

Hypothèses ; influence probable de la paroi du vaisseau.

Rôle des divers principes du sang.

Globules rouges ; fixent l'oxygène, l'ozonisent et le transportent aux organes.

Globules blancs ; probablement formateurs des globules rouges.

Plasma ; tient en solution les principes assimilables, albumine, etc., et les principes de déchet, créatine, créatinine, urée, acide carbonique.

Rôle de la fibrine; hypothétique; principe de déchet ou principe formateur (?).

B. *Suc des tissus et lymphe.*

Liquide imbibant les tissus et les organes. Analogie de composition avec le sérum sanguin.

Provient en grande partie du sang et y retourne, soit immédiatement, soit médiatement, par un système de canaux particulier, les lymphatiques.

Contient des principes :

Provenant du sang ; assimilables.

Provenant des tissus ; produits de désassimilation.

C. *Échanges nutritifs.*

1° *Échanges réciproques entre le sang et le suc des tissus.*

Échanges incessants de liquides et de matières solubles entre le sang et le suc des tissus.

Pour que les échanges se fassent, les substances doivent traverser une membrane intermédiaire entre le sang et le suc des tissus, membrane des capillaires sanguins, mince, connective, colloïde.

Actions physiques en jeu dans ce passage :

Imbibition moléculaire de la membrane (à distinguer de l'imbibition lacunaire des corps poreux ou spongieux) ;

Filtration moléculaire ; sous une certaine pression ;

Endosmose moléculaire ; quand la pression est égale des deux côtés.

Diffusion des liquides; les liquides nuisibles se mélangent au bout d'un certain temps.

En résumé : deux courants inverses entre le sang et le suc des tissus :

a. Courant allant vers le sang ; sanguipète.

Passage de liquides ou de substances solubles dans le sang : *résorption nutritive ;*

— direct ; se faisant directement à travers la paroi des capillaires : résorption nutritive directe ;

— indirect ; se faisant par les lymphatiques ; résorption nutritive lymphatique.

b. Courant allant du sang vers le suc des tissus ; sanguifuge.

Passage de liquides ou de substances dissoutes dans le suc des tissus : *transsudation nutritive.*

SIXIÈME LEÇON

2° *Échanges réciproques entre le sang et l'extérieur.*

Pour que les échanges se fassent, les substances doivent traverser la membrane des capillaires sanguins et une couche épithéliale.

Actions physiques en jeu dans ce passage ; les mêmes que ci-dessus.

Influence de la couche épithéliale.

a. Entrées dans le sang.

Oxygène ; premier acte de la respiration ; *absorption gazeuse* ou *respiratoire.*

Aliments ; mais les aliments ne passent pas en nature dans le sang ; ils doivent d'abord être rendus assimilables et modifiés dans l'intérieur de l'organisme par des liquides sortant du sang ou sécrétés et qui y rentrent ensuite ; il faut donc comprendre sous ce mot « aliments » les aliments rendus assimilables (Ex.: amidon transformé en sucre, chair musculaire en peptone, etc.); c'est l'*absorption digestive*.

b. Sorties du sang.

Élimination d'acide carbonique; deuxième acte de la respiration; *exhalation gazeuse* ou *respiratoire*.

Élimination de produits, de désassimilation ou de déchet, eau et principes solubles, urée, etc.; *excrétion*.

3° *Échanges entre le sang et le sang.*

a. Sortie du sang de certains produits adjuvants de telle ou telle fonction; *sécrétion* (Ex.: sécrétions du tube digestif).

b. Rentrée dans le sang des principes sécrétés plus ou moins modifiés; *résorption sécrétoire*.

Le passage dans le sang des aliments assimilables ou des produits de sécrétion peut du reste se faire soit directement, soit indirectement par la voie des lymphatiques.

Nécessité physiologique et pathologique de distinguer nettement ces divers échanges; obligation d'employer pour les désigner des noms nouveaux puisqu'ils sont confondus ordinairement sous le même nom.

Tableau résumant ces divers échanges :

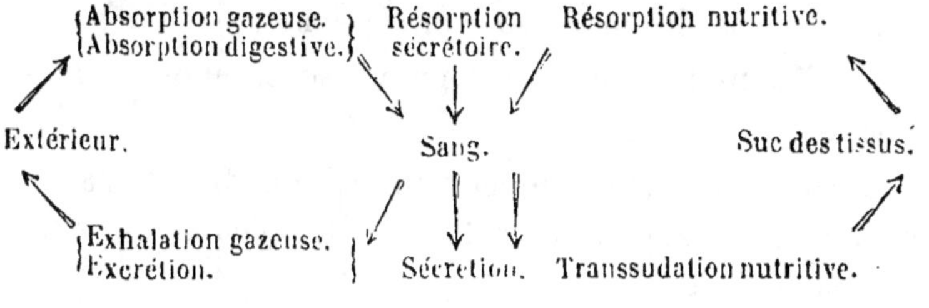

Donc en tout huit actes essentiels et distincts à étudier. Mais difficulté de leur étude isolée ; en effet l'absorption gazeuse d'oxygène et l'exhalation gazeuse d'acide carbonique s'accomplissent dans le même organe, le poumon, et constituent par leur réunion la fonction respiratoire. Le même organe, le tube digestif, sert à l'absorption digestive et à un certain nombre de sécrétions, d'excrétions et de résorptions sécrétoires, etc.; ces phénomènes sont alors étudiés sous le titre général de digestion.

Mais nécessité pour l'analyse exacte des fonctions de ne pas perdre de vue ces huit actes intimes ; ils sont les éléments des fonctions de nutrition.

Coup d'œil général sur ces éléments essentiels de la nutrition :

1° *Absorption gazeuse* ou *respiratoire.*

Surfaces d'absorption ; poumons, accessoirement chez l'homme, peau et tube digestif.

Conditions physiques et anatomiques de l'absorption gazeuse d'oxygène.

Conditions physiologiques, trois choses à voir :

Le milieu respiratoire ;

La membrane ou surface d'introduction ;

Le sang.

2° *Absorption digestive.*

Surfaces d'absorption ; canal digestif.

Conditions physiques de l'absorption.

Conditions anatomiques : muqueuse et villosités intestinales.

Conditions physiologiques : absorption directe par les capillaires sanguins ; absorption par les lymphatiques.

Trois choses à voir :

Le milieu ; matériaux alimentaires ; eau, sels, peptones, graisses, etc. ;

La surface d'absorption ;

Le milieu absorbant, sang ou lymphe.

3° *Résorption nutritive.*

Surfaces de résorption ; capillaires sanguins ou lymphatiques.

Conditions physiques de la résorption nutritive ; importance de la pression sanguine ou lymphatique.

Conditions anatomiques ; membrane des capillaires.

Conditions physiologiques ; variations de la circulation ; composition du sang.

Trois choses à voir :

Le milieu ; suc des tissus ; principalement les matériaux de déchet ;

La surface de résorption, membrane des capillaires ;

Le milieu absorbant, sang ou lymphe.

Deux sous-divisions :

Résorption nutritive directe, par les capillaires ;

Résorption indirecte ou lymphatique.

4° *Exhalation gazeuse.*

Surfaces d'exhalation ; poumons ; peau et tube digestif, accessoirement chez l'homme.

Même étude analytique que pour les cas précédents.

5° *Transsudation nutritive.*

Conditions anatomiques et physiologiques peu connues.

6° *Excrétion.*

Surfaces d'excrétion ; glandulaires, non glandulaires.

Nombre et variété des principes excrétés ; passage en revue des plus importants, eau, urée, etc. — Leur provenance.

Étude analytique comme pour les cas précédents.

Comparaison des excrétions provenant du sang avec les excrétions épithéliales (desquamations épithéliales).

7° *Sécrétion.*

Conditions anatomiques de la sécrétion. Conception générale d'une glande. Formes anatomiques des glandes ; glandes en tube, glandes en grappe, glandes simples, glandes composées.

Conditions physiologiques de la sécrétion.

Rôle du sang ; matériaux fournis par le sang directement ou indirectement, — influence de la pression sanguine sur la sécrétion.

Rôle de l'épithélium ; filtre, transforme la substance au passage ; fabrique de nouveaux principes.

Rôle des nerfs dans les sécrétions.

Sécrétions par desquammation épithéliale (lait, etc.).

Sécrétions récrémentitielles ; doivent être seules rangées dans les sécrétions ; les sécrétions excrémentitielles sont des excrétions. Mais comme la même glande peut fournir des principes excrémentitiels et des principes récrémentitiels, il faut admettre une classe mixte de sécrétions excrémento-récrémentitielles, ex. : bile.

8° *Résorption sécrétoire.*

Son mécanisme. Deuxième phase des sécrétions récrémentitielles.

Son rôle et son importance : ex. : salive.

2° ACTES SPÉCIAUX DE LA NUTRITION.

Ces réserves ci-dessus faites, division du sujet pour l'étude des phénomènes de nutrition ;

Digestion,

Respiration;
Urination;
Sécrétions et excrétions cutanées;
Fonctions des organes lymphoïdes.

SEPTIÈME LEÇON

A. *Digestion*.

Idée générale de la digestion et des phénomènes di-
gestifs : remplacement des matériaux de déchet éliminés
par l'organisme ; maintien du *statu quo* de l'organisme
développé et accroissement de cet organisme quand son
développement est incomplet.

Division du sujet.

a. Des aliments.

Définition de l'aliment : toute substance qui peut ré-
parer les matériaux de l'organisme ou remplacer les
principes nécessaires au fonctionnement de cet organisme. L'aliment comprend donc non-seulement les principes qui entrent dans la constitution même des tissus,
comme les albuminoïdes, mais encore des principes qui,
comme le sucre, ne font que traverser l'organisme sans
faire partie de sa substance.

L'aliment doit être considéré à un point de vue plus
général qu'on ne le fait habituellement; l'eau, le fer, etc.,
sont des aliments à aussi juste titre que la viande ou la
graisse.

Composition chimique des aliments.

1° Aliments inorganiques.

Eau ; aliment de première nécessité ; les muscles contiennent 75 p. 100 d'eau.

Principes minéraux : chlorure de sodium ; carbonates alcalins ; sels de chaux ; sulfates ; phosphates ; fer. Nécessité de ces divers principes dans l'alimentation.

2° Aliments organiques.

a. Non azotés ternaires, hydrocarburés (amidon, sucres) ;

— acides organiques ;

— graisses ;

— alcool.

b. Azotés quaternaires : alcaloïdes (caféine, théine);

Plus complexes : albuminoïdes et albuminates (viandes, gluten, etc.).

Rôle physiologique des aliments.

1° Aliments restaurants; tous ceux qui représentent les principes constituants des tissus : eau, albuminates, graisses, substances minérales.

2° Aliments transitoires ou de passage ; ceux qui ne font que traverser les tissus ; ex. : sucre qui s'oxyde très-vite; eau dans certain cas.

Les aliments peuvent jouer tantôt le rôle de restaurants, tantôt le rôle d'aliments de passage.

3° Excitants nerveux ; action encore peu connue : thé, café, alcool.

Division de Liebig : aliments plastiques et aliments respiratoires.

Adjuvants de l'alimentation ou condinents; excitent certaines sécrétions et activent le pouvoir digestif : poivre, essences éthérées.

Ne sont pas en réalité des aliments.

Des substances alimentaires.

Ne pas les confondre avec les aliments ; elles contiennent ces derniers, mais peuvent contenir aussi et conjointement des principes réfractaires non assimilables.

Provenance : substances alimentaires végétales et animales.

Composition variable des substances alimentaires.

TABLEAU DE LA COMPOSITION DES PRINCIPALES SUBSTANCES ALIMENTAIRES.

	EAU.	SUBSTANCES minérales.	AMIDON ET SUCRE.	GRAISSE.	ALCOOL.	ALBUMINOÏDES.	ACIDES organiques.
Farine de blé..	15	1,2	65	1,6	»	13,0	»
Pain......	44	1,5	46	»	»	9,0	»
Pommes de terre.....	76	1,0	18	»	»	1,0	»
Lentilles...........	11	1,5	56	2,5	»	27,0	»
Chou....	79	7,0	14	0,3	»	2,0	»
Raisin	81	0,5	15	»	»	0,7	0,7
Pommes...........	82	0,5	8	»	»	0,5	1,0
Chair musculaire.....	74	1,6	»	3,0	»	18,0	»
Cervelle...........	76	1,0	»	15,0	»	8,0	»
Œuf........'...	68	0,7	»	15,0	»	14,0	»
Lait...........	85	0,5	4	4,0	»	5,0	»
Fromage...........	38	5,0	»	24,0	»	33,0	»
Beurre.....	21	»	»	77,0	»	1,5	»
Vin...........	86	0,2	0,5	»	5 à 12	»	0,5
Bière....	90	0,2	6	»	2 à 5	»	»

En général prédominance de la graisse et des hydrocarbonés dans les substances végétales, des albuminoïdes dans les substances animales.

Nécessité d'un régime mixte, animal et végétal, ou mieux azoté et non azoté.

Qantité d'aliments nécessaires en 24 heures, en moyenne :

Aliments azotés......................... 120 gr.
—   non azotés.................... 420 gr.

Pour avoir ces quantités, il faut les quantités suivantes de substances alimentaires :

	Aliments azotés.		Aliments non azotés.	
Fromage.........	388 gr.	pour 120 gr.	2,011 gr.	pour 420 gr.
Lentilles....	491	—	806	—
Viande..........	614	—	2,261	—
OEuf.............	968	—	902	—
Pain............	1,444	—	631	—
Pommes de terre.	10,000	—	2,039	—

Valeur alimentaire d'une substance; dépend de la quantité d'aliments azotés ou non azotés qu'elle contient.

HUITIÈME LEÇON

b. — Digestion proprement dite.

De l'appareil digestif dans la série animale.
Perfectionnements successifs :
1° Animaux sans appareil distinct (amibes);
2° Cavité digestive à une seule ouverture (polypes).
Conception du sac digestif; continuité de la peau et de la muqueuse;
3° Cavité digestive avec un orifice d'entrée et un orifice de sortie; bouche et anus.
Séparation graduelle des différents segments du canal digestif :
Bouche — estomac — anus;
Bouche — pharynx — estomac — anus ;
Séparation de l'estomac et de l'intestin;
Division de l'intestin en intestin grêle et gros intestin.
Appareils musculaires surajoutés :
Aux deux extrémités; muscles striés;

Dans la partie intermédiaire ; muscles lisses.

Glandes annexées au tube digestif ; deux formes :

Glandes faisant partie de la muqueuse ; sécrétion étalée sur une large surface ; glandes en tube de l'intestin ;

Glandes compactes déversant leur produit sur des points isolés du tube digestif ; foie, pancréas.

Idée générale du tube digestif chez l'homme.

Idée générale de la digestion. Division des phénomènes dits chimiques de la digestion.

§ 1. — INSALIVATION.

Anatomie comparée des glandes salivaires.

Invertébrés ; trois formes :

1° Glandes unicellulaires : hirudinées ; cellule glandulaire s'allongeant en conduit excréteur ;

2° Cellules fermées ; contenues dans un sac ou bourse s'allongeant en conduit excréteur : limaçon, abeille ;

3° Glandes multicellulaires ; même structure que chez les vertébrés.

Vertébrés ; acini avec conduits excréteurs aboutissant à un conduit unique.

Glandes salivaires chez les herbivores ; chez les carnivores ; chez l'homme.

De la salive.

Salive mixte.

Caractères généraux ; réaction alcaline (phosphate de soude tribasique) ;

Quantité ; 300 à 1500 grammes par jour.

Composition chimique :

Eau..............................	99 p. 100
Mucine, albumine, ptyaline...............	} 1 —
Substances minérales...................	

Éléments en suspension ; corpuscules salivaires ; épithélium.

Caractères des diverses salives :

Salive parotidienne ; claire, limpide.

Salives sous-maxillaire et sublinguale ; filantes, visqueuses.

Différences de la salive chez les herbivores et chez les carnivores.

Études des propriétés de la salive.

Moyen de se la procurer ; fistules salivaires.

Propriété de la salive ; transforme l'amidon en dextrine, puis en glucose. Nécessité d'un milieu alcalin ou faiblement acide.

Action mécanique de la salive ; mastication ; déglutition.

Sécrétion salivaire ; continue avec redoublements.

Excrétion salivaire ; intermittente.

Phénomènes intimes de la sécrétion salivaire.

Influence de la circulation.

Influence du système nerveux.

Sécrétions salivaires réflexes ; par impression partant : de la muqueuse linguale, de l'odorat, de l'estomac, des centres nerveux.

NEUVIÈME LEÇON

§ 2. — DIGESTION STOMACALE.

Anatomie comparée.

Estomac ; son apparition dans les degrés les plus bas de la série.

Structure de l'estomac.

1° Invertébrés ; couches successives de dedans en dehors :

Cuticule ; dureté variable ; dents stomacales de quelques mollusques ;

Épithélium vibratile ; par places ou sur toute la surface ;

Tunique musculaire ;

Glandes.

2° Vertébrés.

La cuticule disparaît.

Épithélium vibratile chez l'amphioxus et dans la vie fœtale des batraciens et des sélaciens ; partout ailleurs épithélium cylindrique.

Couche musculaire ; variable d'épaisseur et de disposition (voir *Phénomènes mécaniques de la digestion*).

Glandes stomacales ; existent chez tous les vertébrés, sauf le cobitis, le pétromyzon, la myxine.

Deux espèces de glandes : glandes à pepsine ; glandes à mucus.

Vertébrés inférieurs ; distinction des deux espèces de glandes peu tranchée.

Oiseaux ; distinction bien tranchée ; ventricule succenturié, glandes à pepsine ; gésier ; glandes à mucus.

Mammifères ; cheval : ruminants.

Homme ; estomac divisé en deux parties au point de vue des glandes ; partie cardiaque, glandes à pepsine ; partie pylorique, glandes à mucus.

Réaction de l'estomac ; acide à la surface pendant la vie.

Du suc gastrique.

Moyens de le recueillir ; fistules gastriques, chez l'homme, chez les animaux.

Caractères du suc gastrique. Réaction acide (acide chlorhydrique).

Quantité : 1/10ᵉ du poids du corps (?).

Composition chimique :

Eau....................................	99 p. 100
Pepsine................................	⎫
Acide chlorhydrique, chlorures, phos-	⎬ 1 —
phates, etc...........................	⎭

Suc gastrique artificiel.

Action du suc gastrique. Transforme les substances albuminoïdes coagulées en substances solubles ou peptones. Action due à la pepsine; mode d'action de cette substance; n'agit qu'en présence d'un acide ; action analogue à celle d'un ferment ; une quantité très-petite agit presque indéfiniment.

Causes favorisant cette action : température ; agitation.

Phénomènes de la transformation des matières albuminoïdes : 1° gonflement ; pas indipensable; 2° désagrégation ; 3° dissolution ; 4° transformation en peptone. Ex. : caractères des peptones; même composition que les albuminoïdes dont ils dérivent ; ne se coagulent pas; sont très-diffusibles.

Digestions artificielles.

Digestion artificielle des aliments albuminoïdes, fibrine, albumine liquide et coagulée, caséine, gluten. Parties réfractaires; tissus cornés, tissus élastiques.

Digestion artificielle des substances alimentaires ; chair musculaire, lait, etc.

Digestion dans l'estomac vivant.

Conditions de cette digestion :

Température ;

Mouvements de l'estomac;

Absorption incessante des peptones formés ;

sécrétion incessante de suc gastrique.

Digestibilité des aliments.

Doit s'apprécier par la rapidité avec laquelle un aliment se transforme en peptones ; digestion très-rapide de la caséine et du gluten.

Digestibilité des substances alimentaires ; s'apprécie par la digestibilité des aliments qui les composent.

Temps pendant lequel les substances alimentaires séjournent dans l'estomac pris à tort comme indice de la digestibilité d'une substance.

Quelquefois ce temps est très-court ; boissons surtout.

Chyme ou contenu stomacal.

Caractères.

Composition : mélange de résidus réfractaires, d'albuminoïdes non digérés, de suc gastrique, de peptones, de glucose, de salive, d'amidon, de graisses, etc.

La graisse, l'amidon, le sucre, ne sont pas altérés par le suc gastrique.

La transformation de l'amidon en glucose, commencée par la salive, continue dans l'estomac.

Autodigestion de l'estomac par le suc gastrique après la mort. Pourquoi elle ne se fait pas pendant la vie.

DIXIÈME LEÇON

§ 3. — DIGESTION INTESTINALE.

Anatomie comparée de l'intestin.

La division de l'intestin en intestin grêle et gros intestin commence chez les gastéropodes.

Longueur de l'intestin ; en rapport avec l'alimentation. Intestin des carnivores ; intestin des herbivores.

3.

aa. Intestin grêle et suc intestinal.

Structure de l'intestin grêle.

De dedans en dehors :

Cuticule et canaux poreux ; chez tous les vertébrés.

Épithélium vibratile chez les invertébrés ; cylindrique chez les vertébrés ; desquamation à chaque digestion ; mucus intestinal.

Villosités intestinales ; n'existent que chez les mammifères et les oiseaux ; plus développées chez les carnivores.

Glandes. 1° Glandes de Lieberkuhn ; mammifères et oiseaux. 2° Glandes de Brunner ; n'existent que chez les mammifères ; plus développées chez les herbivores.

Suc intestinal.

Moyens de l'obtenir ; procédé de Thiry.

Caractères. — Réaction alcaline.

Action inconnue.

bb. Pancréas et suc pancréatique.

Anatomie comparée.

Invertébrés ; n'existe que chez les céphalopodes. Ses rapports avec le foie.

Vertébrés ; existe chez tous les vertébrés, et a partout la même structure.

Ses rapports avec le foie (quelques poissons inférieurs); la rate (reptiles), les parois de l'estomac et de l'intestin.

Différences d'abouchement du conduit pancréatique, avant, avec ou après le conduit excréteur du foie.

Suc pancréatique.

Caractères généraux. Réaction alcaline. Coagulable en masse.

Moyens de se le procurer ; fistules pancréatiques ; permanentes, temporaires ; différences de la sécrétion dans les deux cas.

Composition chimique :

> Eau ;
> Corps albuminoïdes, 9 p. 100 (pancréatine) ;
> Leucine et tyrosine ;
> Ferments ;
> Sels.

Action du suc pancréatique.

Recherches de Cl. Bernard.

1° Action sur l'amidon : transformation en dextrine et en glucose.

2° Action sur les albuminoïdes : digestion ou transformation en peptones ; discussion à ce sujet.

3° Substances grasses : — émulsion — décomposition de la graisse en acide gras et glycérine.

Sécrétion pancréatique et *excrétion pancréatique.*

Intermittence.

Influence du système nerveux.

ONZIÈME LEÇON

cc. Foie et sécrétion biliaire.

Anatomie comparée.

Apparition très-rapide dans la série.

1° Type inférieur ; foie indistinct, faisant partie des parois de l'estomac et de l'intestin (quelques rayonnés ; bryozoaires ; crustacés inférieurs ; annélides).

2° Type supérieur; il constitue un organe distinct. Formes diverses :

a. Il entoure étroitement l'estomac et l'intestin (quelques tuniciers);

b. Il est disséminé dans tout le corps (certains gastéropodes);

c. Il est massif; vertébrés.

Structure du foie :

a. Cellules isolées (naïs) ;

b. Culs-de-sac glandulaires non anastomosés, simples ou ramifiés ;

c. Tubes anastomosés; vertébrés.

Voies biliaires; abouchement des conduits excréteurs :

a. Dans l'œsophage (quelques mollusques; lingula);

b. Dans l'estomac; la plupart des invertébrés;

c. Dans l'intestin ; vertébrés.

Présence d'une vésicule biliaire; chez les vertébrés; caractère secondaire ; peut manquer (cheval).

Idée anatomique générale du foie humain.

Lobule hépatique. — Circulation du foie.

Bile.

Caractères généraux de la bile.

Moyens de l'obtenir ; fistules biliaires.

Composition chimique :

Eau..........................		85 p. 100	
Parties solides.	Matière colorante, bilirubine................ 2	15	—
	Acides biliaires.......... 8		
	Cholestérine............ 4		
	Sels................... 1		

Étude particulière de chacun de ces principes.

DOUZIÈME LEÇON

Sécrétion biliaire, continue. Quantité plus considérable chez les herbivores.

Près de 2 kilos en 24 heures chez l'homme.

Excrétion intermitltente; 4 à 8 heures après le repas.

Action de la bile sur les aliments :

a. Albuminoïdes; rien; elle précipite les peptones et arrête la digestion stomacale;

b. Amidon; action douteuse;

c. Graisse; elle favorise l'absorption de la graisse; mécanisme encore inconnu.

Décomposition de la bile dans l'intestin. Résorption de l'eau et des parties solubles, 7/8, et des principes solides.

dd. Digestion dans l'intestin grêle.

Contenu de l'intestin grêle; chyme intestinal.

Action combinée des sécrétions intestinale, pancréatique et biliaire peu connue.

Absorption dans l'intestin grêle.

Gaz de l'intestin grêle.

ee. Gros intestin.

Anatomie comparée.

Valvule iléo-cœcale; n'existe pas toujours chez les poissons; manque chez les cétacés.

Cœcum; paraît chez les reptiles; son développement considérable chez les herbivores; appendices cœcaux des oiseaux.

Sécrétion du gros intestin.

Caractères du suc intestinal.

Absorption dans le gros intestin.

Y a-t-il une digestion cœcale? Valeur des lavements alimentaires.

Excréments (*fèces*).

Caractères généraux.

Leur composition; influence de l'alimentation; rôle de la bile.

Produits de décomposition dans le gros intestin.

Gaz du gros intestin.

TREIZIÈME LEÇON

§ 4. — TRANSFORMATION DES ALIMENTS DU TUBE DIGESTIF.

Milieux successifs ou régions du tube intestinal traversés par les aliments. Réactions de ces milieux.

Durée du séjour.

Modifications des aliments dans le tube intestinal :

Albuminoïdes; résultat final; peptones; gélatine dissoute non transformée ;

Hydrocarbonés ;

Amidon; terme final, glucose;

Sucre de canne; transformé en glucose;

Graisses; émulsionnées ;

Décomposées en acides gras et glycérine;

Sels; inaltérés ; la plupart ;

Décomposés (quelques-uns).

§ 5. — ABSORPTION DIGESTIVE.

Substances provenant des aliments et passant dans le sang :

Eau;

Sels solubles;

Peptones;

Gélatine soluble;

Glucose;

Graisses décomposées;

Graisses inaltérées.

Mode de passage de ces substances dans le sang :

1° Direct; arrivent immédiatement dans les capillaires sanguins; toutes, sauf la graisse. Ces substances traversent forcément le foie; idée générale de la veine porte hépatique;

2° Indirect; passent d'abord dans un système particulier, les chylifères, et de là dans le sang; la graisse et probablement les autres substances.

Idée générale des chylifères.

Du chyle.

Absorption de la graisse; mode de passage de la graisse dans les chylifères; structure d'une villosité intestinale à ce point de vue.

QUATORZIÈME LEÇON

B. *Respiration.*

Anatomie comparée.

Surfaces respiratoires :

Animaux inférieurs; tégument externe et tégument interne (cavité digestive);

Animaux plus élevés dans la série. — Deux types principaux : respiration aquatique, respiration aérienne; et dans les deux types, suivant le mode de circulation, la respiration est localisée dans un organe ou se généralise dans l'organisme.

Tableau résumant ces dispositions :

	RESPIRATION	
	AQUATIQUE.	AÉRIENNE.
Circulation incomplète ; pas de capillaires................	Canaux aquifères.	Trachées.
Circulation complète ; capillaires....................	Branchies.	Poumons.

Les poumons sont des dérivés de la vessie natatoire des poissons.

Surfaces respiratoires accessoires.

Respiration cutanée; grenouilles; rudimentaire chez l'homme.

Respiration intestinale ; loche ; rudimentaire chez l'homme.

Respiration pulmonaire.

Idée générale et structure des poumons.

Amphibies et reptiles.

Oiseaux.

Mammifères.

Circulation pulmonaire.

Physique respiratoire.

Ventilation pulmonaire; son utilité; inspiration ; expiration.

1° Des gaz en présence :

a. Composition de l'air atmosphérique (air inspiré) ;

b. Composition de l'air des poumons (air expiré) dans les différents segments de l'arbre aérien ;

c. Gaz du sang veineux ; leur état.

2° Lois générales de l'échange des gaz:

Lois de la diffusion des gaz.

Loi d'absorption des gaz ; loi de Dalton ; influence de la pression.

3° Échanges des gaz dans l'acte respiratoire.

Le mot échange est mal choisi ; pourquoi ?

Sortie de l'acide carbonique du sang et ses conditions.

Entrée de l'oxygène dans le sang.

4° Capacité pulmonaire.

Quantités d'acide carbonique exhalé et d'oxygène inspiré en 24 heures. Causes qui font varier ces quantités.

Élimination de vapeur d'eau par la surface pulmonaire.

Actes chimiques de la respiration.

Combinaison de l'oxygène avec l'hémoglobine.

Influence de l'état de combinaison chimique de l'acide carbonique du sang sur son élimination.

Hygiène respiratoire : ses applications.

De l'asphyxie.

QUINZIÈME LEÇON

C. *Urination.*

Affectée spécialement à l'excrétion d'urée et d'acide urique.

Anatomie comparée.

Reins inconnus chez les animaux inférieurs ; paraissent chez les articulés (tubes en cœcum).

Structure ; glande en tube chez presque tous les vertébrés ; peu de différences.

Circulation rénale. Différences marquées dans les diverses classes ; deux types :

Type simple ; les capillaires se ramifient à la façon ordinaire sur la paroi des tubes urinifères ;

Type glomérulaire ; structure du glomérule rénal ; veine porte rénale chez les reptiles et les poissons ; structure du rein chez l'homme.

Urine :

Poissons et reptiles ; solide (acide urique) ;

Oiseaux ; semi-liquide (acide urique et urates) ;

Mammifères ; herbivores, alcaline (carbonates alcalins et terreux) ; carnivores, acide (acide urique et phosphates).

SEIZIÈME LEÇON

De l'urine.

Caractères généraux de l'urine.

Composition chimique :

Eau....................................		960 p. 1000
Parties solides.	Urée................. 23,0 Acide urique.......... 0,5 Chlorure de sodium.... 11,0 Phosphates, sulfates, etc. 5,5	40 —

Décomposition de l'urine. Fermentation acide ; fermentation alcaline.

Quantité d'urine en 24 heures ; ses variations.

Étude des divers principes de l'urine.

Eau ; ses variations.

Urée ; quantité en 24 heures ; influence de l'alimentation ; influences horaires ; influence du mouvement musculaire ;

Acide urique ; quantité en 24 heures ; influence de l'alimentation ; variations journalières.

Sécrétion urinaire. Mécanisme de cette sécrétion.

Filtration.

Influence de la pression sanguine et de la circulation.

L'urée et l'acide urique se forment-ils dans le rein ?

Excrétion urinaire; voies urinaires.

Sédiments urinaires; formation des calculs.

D. *Sécrétions cutanées.*

Anatomie comparée.

Idée générale de la peau au point de vue des sécrétions.

a. Sécrétion de la sueur.

Glandes sudoripores; structure; manquent chez les oiseaux et les poissons.

Sueur.

Ses caractères.

Sa composition chimique.

Variations quantitatives et qualitatives de la sécrétion sudorale.

Ses relations avec : la température ;

Ses relations avec : la sécrétion urinaire, l'exhalation pulmonaire.

Influence des boissons, de l'exercice musculaire, etc.

Rôle de la peau dans la production des maladies. Effets d'un vernis imperméable à la surface de la peau.

b. Sécrétion sébacée.

Glandes sébacées; leur structure ; leurs rapports avec le système pileux ; leur structure chez les oiseaux aquatiques.

Du sebum.

Ses caractères.

Sa composition chimique.

Mécanisme de la sécrétion sébacée; transformation graisseuse de l'épithélium glandulaire.

Rôle de la matière sébacée. Son influence sur l'absorption cutanée.

c. Sécrétion du lait.

Glandes mammaires; leurs analogies avec les glandes sébacées; mécanisme identique de la sécrétion.

· *Du lait.*

Ses caractères généraux.

Composition chimique :

```
Eau............................................ 86 p. 100
                  ⎧ Sels identiques aux sels des
                  ⎪   globules sanguins.......  0,5 ⎫
Principes solides.⎨ Caséine, albumine........  5,5 ⎬14   —
                  ⎪ Graisse..................  4,0 ⎪
                  ⎩ Sucre de lait............  4,0 ⎭
```

Composition physique du lait :

Sérum ;
Globules, beurre, crème.

Altérations du lait.

Coagulation du lait.

Quantité de la sécrétion lactée.

Variations de la sécrétion lactée ; influence de l'alimentation.

Du colostrum.

Comparaison du lait dans les différentes espèces animales.

E. *Fonctions des organes lymphoïdes.*

Idée générale des organes lymphoïdes.

Série ascendante :

1° Infiltration lymphoïde diffuse ;

2° Infiltration lymphoïde circonscrite (follicules clos isolés et agminés) ;

3° Organes lymphoïdes, amygdales ; thymus ; glandes lymphatiques ; rate.

Rôle des organes lymphoïdes :

Fabrication des globules blancs ; leucémie ;

Rapports encore peu connus avec la fermentation des globules rouges.

Rôle dans l'absorption des matières nutritives (intestin) ; des poisons et des miasmes (rate).

Activité fonctionnelle de ces organes dans l'enfance (1).

DIX-SEPTIÈME LEÇON

3° ACTES INTIMES DE LA NUTRITION.

A. *Nutrition de la plante.*

1° *Composition élémentaire de la plante.*

Carbone (moitié du poids de la plante) ; oxygène, hydro-gène ; azote ; éléments principaux. Puis phosphore, soufre, etc. ; métaux.

2° *Matériaux fournis à la plante.*

Acide carbonique, eau, ammoniaque, oxygène, sels.

(1) Voir, pour plus de développements : BEAUNIS, *Anatomie générale et physiologie du système lymphatique.* Strasbourg, 1863, et BEAUNIS ET BOUCHARD, *Nouveaux éléments d'anatomie descriptive et d'embryologie.* Paris, 1868, page 847.

Ils sont fournis par :

Le sol (acide carbonique, eau, ammoniaque, sels solubles);

L'air (oxygène, acide carbonique, vapeur d'eau).

Mode d'introduction de ces substances dans la plante.

Acide carbonique; absorbé par les parties vertes à la lumière; absorbé par les racines pour les plantes immergées, et, pour les plantes non immergées, dans l'eau du sol.

Oxygène; absorbé par les parties non vertes à la lumière, et par toutes les parties indistinctement à l'obscurité.

Ammoniaque; en solution dans l'eau du sol; absorbée par les racines.

Sels et principes fixes solubles dans l'eau ; absorbés par les racines.

3° *Matériaux fournis par la plante.*

Théoriquement, on peut concevoir cette formation par degrés successifs, en allant des composés plus simples aux composés plus complexes.

Acides organiques ; ex. : production d'acide oxalique par combinaison d'eau et d'acide carbonique avec dégagement d'oxygène.

Hydrocarbonés; ex. : formation de glucose par combinaison d'acide oxalique et d'eau avec dégagement d'oxygène.

Graisses ; désoxydation des hydrocarbonés.

Albuminoïdes ; formation par union d'un hydrocarboné et d'un principe azoté.

En fait, nous savons très-peu de chose sur le mode réel de formation.

4° *Matériaux éliminés par les plantes.*

Oxygène ; éliminé par les parties vertes sous l'influence dela lumière. La quantité d'oxygène éliminé dé passe toujours la quantité d'oxygène absorbé par les parties non vertes ou pendant l'obscurité.

Acide carbonique ; éliminé par les parties non vertes et pendant l'obscurité ; la quantité d'acide carbonique éliminé est toujours inférieure à la quantité d'acide carbonique absorbé par les parties vertes.

En résumé, les parties vertes de la plante agissent seules en sens inverse de l'animal ; les parties non vertes absorbent comme l'animal de l'oxygène et éliminent de l'acide carbonique ; mais à cause de la prédominance d'action des parties vertes, l'effet total se résume en une absorption d'acide carbonique et une élimination d'oxygène, c'est-à-dire en une réduction.

DIX-HUITIÈME LEÇON

B. *Nutrition de l'animal.*

Deux stades :
Assimilation et fabrication de tissus constituants.
Désassimilation ou oxydation.
A. *Assimilation.*
1° *Matériaux fournis à l'animal.*
Peptones.
Hydrocarbonés ; glucose.
Graisse.
Sels.
Eau.
Oxygène.
2° *Matériaux constituants de l'organisme formés par l'animal, et leur provenance.*
a. Principes azotés.

Albuminoïdes, des tissus; proviennent des peptones, comme l'albumine du sang.

Matières colorantes; formation inconnue; hypothèses.

Ferments du suc gastrique, de la salive, etc. Doute (?).

b. Principes non azotés.

Graisse; provient de trois sources : des albuminoïdes; des hydrocarbonés; de la graisse des aliments.

Amidon et sucre.

Glycogénie animale.

Historique abrégé de la glycogénie. — Claude Bernard.

1re phase : glycogénie hépatique;

2me phase : glycogénie histologique.

3° *Formation des tissus ou histogénie.*

B. *Désassimilation.*

4° *Produits de désassimilation.*

a. Produits de désassimilation des substances albuminoïdes; peuvent être rangés en série descendante par degrés d'oxydation successive.

TABLEAU :

TABLEAU DE LA COMPOSITION ÉLÉMENTAIRE DES PRODUITS DE DÉSASSI-
MILATION DES ALBUMINOIDES.

	CARBONE.	HYDROGÈNE.	AZOTE.	OXYGÈNE.
Albumine.....................	108	169	27	34
Hématine....................	34	34	4	5
Acide taurocholique..........	26	45	1	7
— glycocholique.........	26	43	1	6
Bilirubine...................	16	18	2	3
Bilifuscine..................	16	20	2	4
Biliprasine..................	16	22	2	6
Indigo......................	16	10	2	2
Acide inosique..............	10	4	4	11
Tyrosine....................	9	11	1	3
Acide hippurique............	9	9	1	3
Leucine.....................	6	13	1	2
Guanine.....................	5	5	5	1
Sarcine.....................	5	4	4	1
Xanthine....................	5	4	4	2
Acide urique................	5	4	4	3
Créatine....................	4	9	3	2
Allantoïne..................	4	6	4	3
Cystine.....................	3	7	1	2
Sarcosine...................	2	4	1	2
Créatinine..................	4	7	3	1
Taurine.....................	2	7	1	3
Glycocolle..................	2	5	1	2
Alloxane....................	2	2	2	4
Urée (réductible en acide carbonique et ammoniaque).	1	4	2	1

b. Produits de désassimilation des graisses.

TABLEAU DE LA COMPOSITION ÉLÉMENTAIRE DES PRODUITS DE DÉSASSI-
MILATION DES GRAISSES.

	CARBONE.	HYDROGÈNE.	OXYGÈNE.
Stéarine	57	110	6
Oléine	57	104	6
Palmitine	51	98	6
Acide stéarique	18	36	2
— oléique	18	34	2
— palmitique	16	32	2
— caprique	10	20	2
— butyrique	4	8	2
— acétique	2	4	2
Acide formique (réductible en acide carbonique et en eau par l'oxydation)	1	2	2

c. Produits de désassimilation des hydrocarbonés.

TABLEAU DE LA COMPOSITION ÉLÉMENTAIRE DES PRODUITS DE DÉSASSI-
MILATION DES HYDROCARBONÉS.

	CARBONE.	HYDROGÈNE.	OXYGÈNE.
Sucre de lait	12	22	11
Inosite	6	12	6
Glucose	6	12	6
Glycérine	3	8	3
Acide lactique	3	6	3
— benzoïque	7	6	2
— succinique	4	6	4
Acide oxalique (réductible en acide carbonique et en acide formique)	2	2	4

On retrouve dans l'organisme la plus grande partie de
ces produits d'oxydation intermédiaires.

Produits ultimes de la désassimilation : acide carbonique, eau et urée (ammoniaque et acide carbonique).

2° *Voies d'élimination des produits de désassimilation.*

Peau ; vapeur d'eau et acide carbonique (très-peu).

Poumons ; vapeur d'eau et acide carbonique.

Reins ; eau et urée.

Intestin ; eau et acide carbonique (traces).

3° *Étude des principaux produits de désassimilation.*

a. Acide carbonique.

Quantité éliminée en 24 heures, 910 gr.

Peau...................................	10 gr.
Poumons...............................	900 gr.
Intestin...............................	traces.

Provenance ; substances azotées et non azotées ; surtout aliments non azotés.

Variations quantitatives ; variations journalières ; influence de l'alimentation ; influence du travail musculaire.

b. Eau.

Quantité éliminée en 24 heures, 2,500 gr.

Peau...................................	370 gr.
Poumons...............................	500
Reins.................................	1,500
Intestin..............................	130

Provenance ; aliments ; boissons ; oxydations.

Variations considérables ; influence des boissons, de l'alimentation, de la température, du travail musculaire, etc.

c. Urée.

Quantité éliminée en 24 heures ; 22 à 36 grammes.

Provenance ; aliments azotés et albuminoïdes des tissus.

Lieux de production ; reins ; muscles ; sang ; hypothèses diverses.

Variations de la production d'urée ; variations horaires ;

diurnes et nocturnes; influence de l'alimentation, de l'exercice musculaire, etc.

DIX-NEUVIÈME LEÇON

4° STATIQUE DE LA NUTRITION.

Équilibre entre les entrées et les sorties. A l'état de développement complet de l'organisme, égalité entre les entrées et les sorties; maintien du *statu quo* du corps.

Ration d'entretien; ration précisément nécessaire pour que le corps ne perde ni ne gagne de son poids.

TABLEAU REPRÉSENTANT LES ENTRÉES ET LES SORTIES DE L'ORGANISME (1).

	CARBONE.	HYDROGÈNE.	AZOTE.	OXYGÈNE.	EAU.	SELS.	TOTAL.
Entrées.							
Albuminoïdes..	64	8	18	40	»	»	120
Graisse...	70	10	10	»	»	»	90
Hydrocarbonés..	146	»	»	»	184	»	330
Eau..	»	»	»	»	2680	»	2680
Sels..	»	»	»	»	»	30	30
Oxygène inspiré....	»	»	»	750	»	»	750
Total........	280	18	18	790	2864	30	4000
Sorties.							
Poumons........ ...	248	»	n	655	330	»	1233
Peau...............	2	»	»	8	660	»	670
Reins...............	10	3	15	14	1744	25	1811
Intestin...........	20	3	3	13	130	5	174
Eau formée dans le corps...........	»	12	»	100	»	»	112
Total..	280	18	18	790	2864	30	4000

(1) Emprunté à Vierordt; les quantités sont exprimées en grammes.

Il est évident que ces chiffres ne sont qu'approximatifs et simplement destinés à mieux fixer les idées.

Comparaison des herbivores et des carnivores :

Herbivores ; l'élimination se fait surtout par la peau, les poumons et l'intestin ;

Carnivores ; elle se fait surtout par les urines, sauf pour l'acide carbonique.

TABLEAU COMPARATIF DES VOIES D'ÉLIMINATION DES DIFFÉRENTS ÉLÉMENTS CHEZ LES HERBIVORES ET LES CARNIVORES.

		QUANTITÉS P. 100 EN				
		EAU.	CARBONE.	HYDROGÈNE.	AZOTE.	OXYGÈNE.
Herbivores..	Intestin............	62	35	40	56	41
	Urine..............	6	3	2	27	1
	Peau et poumons....	32	63	57	17	57
Carnivores..	Intestin............	1	1	1	0,2	0,2
	Urine..............	83	9	23	9,3	4
	Peau et poumons....	16	89	76	0,7	96

Variations de l'équilibre des entrées et des sorties.

A. Entrées.

a. Diminution des entrées.

— Diminution d'oxygène rapide ; asphyxie.

Diminution d'oxygène lente ; asphyxie lente ; asphyxie de la misère ;

— Diminution des aliments. Inanition. — Alimentation insuffisante, qualitativement et quantitativement.

b. Augmentation des entrées.

— Augmentation d'oxygène ; exercice ; oxydations plus actives. Entraînement.

4.

— Augmentation d'aliments; quantitative et qualitative; maladies de la richesse; goutte, obésité. — Engraissement.

B. Sorties.

a. Diminution des sorties. Sommeil. Défaut d'exercice.

Rétention des excréta (eau, acide carbonique, urée, etc.), comme causes de maladies.

b. Augmentation des sorties. Exercice musculaire. Exagération pathologique de la quantité des excrétions.

VINGTIÈME LEÇON

I. Physiologie du mouvement. — Production des forces vives.

Le mouvement produit par les animaux se manifeste sous différentes formes :

Travail mécanique ou mouvement musculaire ;

Chaleur;

Électricité ;

Innervation ;

Génération et reproduction.

1. PRODUCTION DE TRAVAIL MÉCANIQUE. — MOUVEMENT MUSCULAIRE.

Du mouvement chez les êtres vivants.

Changements de forme ou de lieu.

Deux ordres de mouvements :

1° Mouvements communiqués.

Un organe moteur; un organe mû ; muscles et os ; cœur et sang.

2° Mouvements propres.

Un seul organe à la fois moteur et mû ; siége et cause du mouvement.

Deux modes de mouvement :

1° Mouvements lents, généraux, liés à l'accroissement des éléments et à leur multiplication (reproduction); dévolus à tous les éléments sans exception.

2° Mouvements rapides, spéciaux; dévolus à quelques éléments en particulier (protoplasma, éléments contractiles proprement dits, fibres musculaires lisses et striées).

A. *Mécanique musculaire générale. — Phénomènes généraux de la contraction musculaire.*

Anatomie comparée des éléments contractiles.

Tissus musculaires lisse et strié.

Des muscles.

Plaques nerveuses terminales.

Composition chimique des muscles :

Plasma musculaire ; myosine, spontanément coagulable ;

Sérum musculaire.... { albuminoïdes ; hémoglobine ;

Extrait de viande ; créatine, créatinine azotées ;

Acide lactique, sucre musculaire ;

Sels, spécialement phosphate de potasse.

VINGT ET UNIÈME LEÇON

Propriétés physiques du muscle.

Ténacité ; le plantaire grêle supporte un poids de 80 grammes sans se rompre.

Élasticité.

Son importance.

Force élastique du muscle ; effort que fait le muscle pour reprendre sa forme primitive.

Limite d'élasticité.

Module d'élasticité; rapport entre l'allongement et le poids.

Comparaison du muscle et du caoutchouc.

Élasticité du muscle au repos ou inactif;

Élasticité du muscle actif;

Expérience de Weber; un muscle qui se contracte, s'allonge; explication.

Tonicité musculaire; tension élastique du muscle.

Propriétés physiologiques du muscle.

Contractilité musculaire ; un muscle irrité se contracte.

Irritabilité musculaire; sens de ce mot; historique de l'irritabilité; Haller.

Irritabilité idio-musculaire ; preuves; action du curare; observation directe de la fibre primitive sous le microscope.

Excitants de la contractilité musculaire :

Mécaniques ;

Physiques : électricité, chaleur;

Chimiques : acides étendus ;

Physiologiques : action nerveuse.

Contraction musculaire.

Phénomènes anatomiques de la contraction musculaire.

a. Observation de la contraction d'une fibre primitive sous le microscope :

. La fibre est libre; onde de contraction se propageant à partir du point excité; schéma d'Alby;

La fibre est tendue par ses deux bouts ; elle se raccourcit.

b. Phénomènes visibles de la contraction d'un muscle :

Raccourcissement, 1/3 à 8/20 de sa longueur primitive;

Augmentation d'épaisseur ;

Diminution très-légère de volume;

Dureté apparente, due à la tension de ses deux extrémités.

Contraction artificielle du muscle (Marey) :

Secousse musculaire; trois stades :

Stade d'excitation latente;

Stade d'augment;

Stade de retour au repos.

Propagation de l'onde musculaire; vitesse, 1 mètre par seconde.

Fusion des secousses ; tétanos artificiel ; se produit pour 20 secousses par seconde (homme), 3 (tortues), 70 (oiseaux).

Contraction physiologique.

Comparée avec le tétanos artificiel ; séries d'excitations partant des centres nerveux ; au moins 20 par seconde.

Tremblement sénile.

Phénomènes physiques de la contraction musculaire.

Son musculaire; à peu près 20 vibrations par seconde.

Phénomènes électriques; variation négative pendant la contraction.

Production de chaleur.

Phénomènes chimiques de la contraction musculaire.

Muscle inactif; neutre ou alcalin;

Absorbe de l'oxygène, émet de l'acide carbonique ; respiration musculaire.

Muscle actif; acide (acide lactique);

Absorbe plus d'oxygène; émet plus d'acide carbonique.

Circulation musculaire.

Muscle en repos; circulation plus lente;

Muscle actif; circulation plus active.

Effet de l'arrêt de la circulation sur le muscle; rigidité musculaire;

Fatigue musculaire.

Diminution de l'irritabilité musculaire;

Ses causes; accumulation en excès dans le muscle d'acide lactique et d'acide carbonique qui ne peuvent être éliminés à mesure par le sang.

Fatigue artificielle du muscle; injection directe d'acide lactique; les sels alcalins la font disparaître.

Rigidité cadavérique. Quatre stades :

1° Perte d'irritabilité;

2° Perte d'élasticité du muscle;

3° Acidité du muscle;

4° Opacité de la fibre musculaire.

Sa cause réelle ; coagulation de la myosine.

— Contraction des muscles lisses. — Ses caractères.

Théories de la contraction musculaire.

Théories chimiques :

Oxydation du muscle;

Dédoublement d'une substance inogène en myosine, acide lactique et acide carbonique; Hermann.

Théories physiques :

Élasticité de Weber; Küss; Rouget.

Théories mécaniques :

Chaleur transformée en travail mécanique; Meyer;

Électricité transformée en travail mécanique; Voit.

VINGT-DEUXIÈME LEÇON

B. *Mécanique musculaire fonctionnelle ou spéciale.*

a. Locomotion.

1° *Mécanique du squelette ;* appareil passif de la locomotion.

a. Des os.

Résistance des os ; tissu compacte ;

—   ; tissu spongieux ; son architecture au point de vue de la résistance.

Élasticité des os.

b. Des cartilages.

c. Des ligaments.

2° *Mécanique articulaire* (1).

Classes d'articulation.

Sutures. — Immobilité.

Symphyses. — Balancement.

Diarthroses. — Constitution anatomique.

Mécanisme des diarthroses.

Maintien du contact des surfaces articulaires ; — influence de la pression atmosphérique ; expériences des frères Weber ; — influences de l'adhésion ; — influence des parties molles.

État d'équilibre des articulations ; position moyenne.

Forme du mouvement. — Excursion du mouvement. — Axe de rotation. — Plan de rotation.

Classification physiologique des diarthroses.

VINGT-TROISIÈME LEÇON

2° *Mécanique musculaire* (2).

Théorie des leviers.

Action des muscles sur les os.

----

(1) Voir, pour le développement de cette question : BEAUNIS ET BOUCHARD, *Nouveaux éléments d'anatomie descriptive et d'embryologie,* pp. 126 et suivantes.

(2) Voir, sur ce sujet : BEAUNIS ET BOUCHARD, *Nouveaux éléments d'anatomie,* etc., page 216.

Application de la théorie des leviers à l'action musculaire.

De la station.

Équilibre du corps de la station.

Conditions de la station : la perpendiculaire abaissée du centre de gravité doit tomber dans la base de sustentation.

Station bipède de l'homme , — chaîne articulée formée par les divers segments du corps ; équilibre de ces divers segments l'un par rapport à l'autre.

Base de sustentation ; rôle du pied dans la station.

Influences de certaines sensations sur la station ;

Influence des sensations musculaires ;

Influence des sensations cutanées dans la station ; pressions sur la peau de la plante du pied ;

Influence de la vision ; les oscillations du corps dans la station sont beaucoup plus marquées les yeux fermés que les yeux ouverts.

Station hanchée ;

Station assise ;

Station quadrupède.

VINGT-QUATRIÈME LEÇON

De la marche.

Comparaison avec un batelier qui rame.

Division du corps en partie passive et en partie active.

Partie passive : tronc ; partie portée ; en équilibre sur les jambes comme un bâton en équilibre sur le bout du doigt ;

Position inclinée en avant ; inclinaison variable suivant la vitesse de la marche ;

Ses déplacements dans la marche ;

Déplacement horizontal ; détermine la progession ;

Déplacement vertical ; très-faible ;

Rotation du tronc ; oscillation du bras en sens inverse.

Partie active ; jambes ; partie portante.

Chaque jambe est alternativement oscillante et portante :

Jambe oscillante ; ses positions successives dans la marche ;

jambe portante ; ses positions successives dans la marche.

Temps de la marche :

Premier temps ; les deux jambes touchent le sol ;

Deuxième temps ; une des jambes oscille ; l'autre touche le sol.

Longueur du pas.

Durée du pas.

Vitesse de la marche.

Marche quadrupède. — Marche ordinaire. — Amble.

De la Course.

Transition entre la marche rapide et la course.

Temps de la course ; temps pendant lequel aucun des deux pieds ne touche le sol.

Du trotter.

Gymnastique musculaire.

VINGT-CINQUIÈME LEÇON

b. Mécanique de la digestion.

Idée générale des agents musculaires de la bouche à l'anus.

Deux choses dans les actions mécaniques de la digestion :

1° Progression des matières alimentaires de la bouche à
l'anus ;

2° Action mécanique modifiant ces substances, division,
trituration, mélange.

Division des actes mécaniques de la digestion :

1° *Préhension des aliments :*

Solides : modes divers dans la série animale ;

Liquides : succion ; aspiration buccale ;

Action de humer ; aspiration thoracique ;

Préhension directe ; langue ; animaux.

2° *Mastication.*

Action des dents. — Mouvements de la mâchoire inférieure.

Mastication comparée chez les carnivores, les rongeurs
et les ruminants.

3° *Déglutition.*

Carrefour du pharynx ; idée sommaire de sa disposition.

Temps de la déglutition :

1ᵉʳ temps : l'aliment arrive à l'isthme du gosier ;

2ᵉ temps : il franchit le pharynx. — Occlusion de la
glotte ;

3ᵉ temps ; il passe dans l'œsophage.

4° *Mouvements de l'estomac.*

Différences dans les espèces animales.

De la rumination.

Du vomissement.

Acte normal chez beaucoup d'espèces animales ; impossible chez d'autres.

Mécanisme du vomissement chez l'homme.

5° *Mouvements de l'intestin.*

Mouvement péristaltique et antipéristaltique.

Progression des aliments dans l'intestin.

Rôle de la valvule iléo-cœcale.

Rôle des gaz intestinaux.

6° *Défécation*.

c. Mécanique respiratoire.

§ 1. — MÉCANIQUE RESPIRATOIRE PROPREMENT DITE.

Ventilation pulmonaire ; son utilité.

État du thorax et des poumons sur le cadavre. Élasticité thoracique ; élasticité pulmonaire. État d'équilibre de l'appareil thoraco-pulmonaire, correspond à l'expiration.

Causes qui maintiennent cet équilibre ; pour le thorax, élasticité de ses parois ; pour les poumons, pression atmosphérique qui s'exerce à la face interne des poumons seulement.

Temps de la respiration :

Inspiration ;

Mécanisme de l'inspiration ; causes ; puissances musculaires, actives.

Expiration :

Expiration ordinaire. Mécanisme.

Cause ; élasticité : du poumon, du thorax, de la bulle gazeuse abdominale.

Expiration forcée; toux, éternument, etc. ; puissances musculaires.

Types respiratoires ; costal supérieur, costo-abdominal ; féminin, masculin.

Capacité vitale pulmonaire.

Nombre d'inspirations par minute.

Rhythme respiratoire.

Mécanisme de l'effort.

VINGT-SIXIÈME LEÇON

§ 2. — DE LA PHONATION.

Idée générale de l'appareil vocal chez les vertébrés.

Conditions essentielles de l'appareil vocal et de la phonation ;

Porte-vent ; poumons et cage thoracique ; courant d'air expiré ;

Anche membraneuse ; cordes vocales ;

Corps ; partie supérieure aux cordes vocales.

Appareil vocal des mammifères :

Animaux à glotte simple ; ruminants ;

Animaux à glotte double, avec ou sans ventricules du larynx.

Appareil vocal des oiseaux ; larynx double.

Larynx humain.

Production physique des sons.

Qualités des sons en général :

Hauteur ;

Intensité ;

Timbre ; analyse du timbre des sons.

Des anches membraneuses.

Qualités des sons produits par les anches membraneuses.

VINGT-SEPTIÈME LEÇON

Production de la voix humaine.

Conditions de production de la voix :

Courant d'air expiré assez fort; pression de l'air de la trachée, dans la parole, dans le chant.

Tension des cordes vocales.

Qualités de la voix.

Hauteur de la voix.

Dépend de trois conditions principales :

Longueur des cordes vocales;

Tension des cordes vocales ;

Force du courant d'air expiré.

Différences des larynx de femmes et d'enfants.

Intensité de la voix.

Timbre de la voix.

Harmoniques de la voix humaine.

Voix de fausset. Voix de tête.

Voix de poitrine.

Voix sombrée.

Registre des voix humaines.

VINGT-HUITIÈME LEÇON

§ 3. — ACTES MÉCANIQUES DE LA PAROLE.

Parole. Modification de la voix par la résonnance et les changements de forme du tube additionnel.

Distinction des sons de la parole en voyelles et consonnes.

1° *Voyelles.* — Son d'une hauteur déterminée produit dans la cavité buccale ou mieux : son composé dans lequel prédomine un son d'une hauteur déterminée produit dans la cavité buccale.

Production artificielle des voyelles ; Willis ; Helmoltz.

Formes de la cavité buccale pour chacune des voyelles et hauteurs de sons correspondantes.

Conditions de production des voyelles :

Fermeture plus ou moins complète des fosses nasales par le voile du palais ;

Adaptation des diverses parties du conduit buccal.

Production des diphthongues.

2° *Consonnes.*

Son de transition entre les voyelles et les consonnes ; consonne aspirée ; H ; courant d'air passant par la bouche largement ouverte sans offrir de position spéciale.

Production des consonnes.

Le canal pharyngo-buccal se retient ou se ferme brusquement en un point de son trajet.

Trois points principaux d'occlusion ou détroits ; d'où trois séries de consonnes, d'après le lieu de formation :

1° Lèvres, ou lèvre supérieure et dents inférieures, ou lèvre inférieure et dents supérieures ; *consonnes labiales* ou *dento-labiales ;*

2° Extrémité antérieure de la langue et palais ; ou langue et dents supérieures ; *consonnes linguales ;*

3° Racine de la langue et voile du palais ; consonnes *palatales.*

A chaque détroit, il peut se faire quatre sortes de sons ; d'où quatre espèces de consonnes, d'après leur mode de production :

1° *Consonnes explosives ;* le son se produit par ouverture ou fermeture subite du détroit ;

2° *Consonnes aspirées ;* le détroit n'est que rétréci et laisse passer le courant d'air ;

3° *Consonnes résonnantes ;* la disposition est la même

que dans le cas précédent, mais les fosses nasales sont ouvertes ;

4° *Consonnantes vibrantes ;* les bords du détroit vibrent comme une anche avec une sorte de tremblement.

LE TABLEAU SUIVANT RÉSUME CETTE DIVISION DES CONSONNES.

	LABIALES.	LINGUALES.	PALATALES.
Explosives.............	P B	T D	K G
Aspirées...	F V	S Z L	Ch J
Résonnantes............	M	N	Ng
Vibrantes....	R	R	R

VINGT-NEUVIÈME LEÇON

d. Mécanique circulatoire.

1° *Circulation du sang.* Ce que c'est. Historique de la circulation du sang ; Harvey, 1628. Cause de la circulation du sang ; inégalité de la pression sanguine dans les diff é rentes parties du circuit vasculaire ; le liquide s'écoule du lieu de la grande pression (artères) au lieu de la plus faible pression (veines).

Organe central de la circulation ; cœur ; a pour but de maintenir l'inégalité de pression dans les artères et dans les veines.

Mécanisme d'action du cœur ; disposition et jeu des valvules ; schéma de Weber.

2° *Anatomie et physiologie comparées de la circulation.*
Poissons.

Le cœur droit (veineux) existe seul. Un ventricule ; une oreillette ; disposition des valvules.

Reptiles.

Deux oreillettes ; un ventricule ; mélange des deux sangs dans le ventricule, l'aorte et l'artère pulmonaire.

La distinction des deux ventricules apparaît chez les crocodiliens.

Mammifères et oiseaux.

Deux cœurs séparés, droit et gauche.

Du cœur chez l'homme, disposition et structure.

3° *Mouvements du cœur.*

Mouvements des oreillettes ; systole ; diastole ;

Mouvements des ventricules ; systole ; diastole.

Jeu des valvules.

Rhythme des mouvements du cœur.

Choc du cœur.

Bruits du cœur ; leur cause.

Contenance des ventricules.

TABLEAU RÉSUMANT LES MOUVEMENTS DU CŒUR.

1ᵉʳ TEMPS.	2ᵉ TEMPS.	3ᵉ TEMPS.
Systole ventriculaire.	Diastole ventriculaire.	
Diastole auriculaire.		Systole auriculaire.
Premier bruit.	Deuxième bruit.	Silence.
Tension des valvules auriculo-ventriculaires.	Tension des valvules sigmoïdes.	
Choc du cœur.		
Pouls.		

Travail mécanique du cœur (évalué en kilogrammètres) :

En 24 heures.... { Ventricule gauche........ 64,800 kilogrammèt.
                      —   droit......... 21,900   —

                   Total........... .... 86,700 kilogrammèt.

C'est-à-dire plus du tiers du travail mécanique accompli en 24 heures par un travailleur ordinaire.

Tout ce travail est transformé en chaleur par le frotte-ment dans les vaisseaux.

Nature des mouvements du cœur.

Contractions propres du cœur.

De l'innervation du cœur.

TRENTIÈME LEÇON

1° *Circulation vasculaire.* Mouvement du sang dans les vaisseaux.

A. conditions physiques de l'écoulement du sang dans les vaisseaux. Hydrodynamique.

Pression des liquides ; mesure de cette pression.

Écoulement des liquides dans les tubes rigides.

Lois de cet écoulement.

Vitesse du liquide.

Influence du calibre du tube.

Écoulement des liquides dans les tubes élastiques.

B. Mouvement du sang dans les vaisseaux.

De la pression dans les différentes parties du circuit vas-culaire.

Rôle de l'élasticité des parois vasculaires et principale-ment de l'élasticité artérielle ; transforme un mouvement intermittent en mouvement continu.

Deux espèces de mouvements à distinguer dans la cir-culation vasculaire :

5.

a. Mouvement de courant; progression des molécules (*materia progrediens*).

La cause réside dans l'inégalité de pression entre les artères et les veines; le cœur maintient cette inégalité de pression :

En poussant du sang dans l'aorte;

En recevant le sang des veines.

Vitesse du sang dans les vaisseaux.

Durée du circuit circulatoire; temps qu'une molécule sanguine met à revenir à son point de départ : 27 secondes.

b. Mouvement d'ondulation du sang; propagation de l'ondée sanguine (*unda non est materia progrediens, sed forma materiæ progrediens*).

Propagation à travers la masse sanguine. Des variations de forme et de tension de la pulsation ventriculaire.

Du pouls.

Causes du pouls.

Nombre de pulsations par minute.

Durée d'une pulsation.

Caractères du pouls.

Enregistrement graphique du pouls. Sphygmographe de Marey.

e. Travail mécanique de l'homme.

Le travail mécanique s'évalue en kilogrammètres.

Ce travail mécanique est pour l'homme par seconde de 7 kilogrammètres, ce qui donne pour une journée de 8 heures 200,000 kilogrammètres environ.

Le travail mécanique du cheval est 10 fois plus considérable.

Celui de certains animaux (insectes) est encore plus fort.

Expériences de Plateau ; un hanneton traîne 24 fois son poids.

TRENTE ET UNIÈME LEÇON

2° PRODUCTION DE CHALEUR.

Physiologie comparée.

Différences de la production de la chaleur dans la série animale :

Animaux à température constante ou à sang chaud ;

Animaux à température variable ou à sang froid.

Température du corps humain :

Température inférieure ; température du sang ;

Température extérieure ; aisselle.

Variations de la température du corps, causes de ces variations.

Sources de production de chaleur dans l'organisme.

a. Oxydations.

Quantité de chaleur produite par l'oxydation des graisses. Quantité de chaleur produite par l'oxydation des albuminoïdes.

A quantité égale d'oxygène employé et d'acide carbonique produit, ce sont les acides organiques et le sucre qui en produisent le plus.

b. Transformation de travail mécanique en chaleur.

Le travail mécanique du cœur, des muscles respiratoires, etc., se transforme en chaleur et échauffe l'organisme.

Une grande partie du mouvement musculaire des muscles du squelette se transforme aussi en chaleur ; échauffement du corps par l'exercice.

Déperdition de chaleur ; ses causes :

a. Rayonnement par la surface du corps ;

b. Perte de chaleur par conductibilité ;

— Air et vêtements en contact avec la surface du corps ;

— Réchauffement de l'air inspiré et des aliments in-gérés ;

— Évaporation cutanée.

La déperdition de chaleur se fait donc surtout par la surface du corps; aussi est-elle plus grande relativement chez les petits animaux, chez lesquels la surface du corps est plus étendue par rapport à la masse.

Variabilité de ces pertes de chaleur.

Maintien de la température constante.

Répartition de la chaleur dans l'organisme par le sang ; rôle comparable à celui de tubes calorifères à eau chaude.

Rôle de la peau et de la circulation cutanée dans le maintien de la température constante.

Augmentation de température, dilatation des vaisseaux cutanés; déperdition de calorique qui rétablit l'équilibre.

Diminution de température, contraction *à frigore* des capillaires cutanés.

Diminution des pertes de chaleur.

Causes régularisant la production de chaleur :

Alimentation ;

Exercice musculaire.

Causes régularisant la déperdition de chaleur :

Vêtements ;

Température des boissons.

Chaleur fournie à l'organisme par rayonnement ou con-ductibilité.

Rapports de la chaleur et du travail mécanique de l'or-ganisme. — Un septième seulement de la force vive dé-

gagée par le corps, est employée à l'état de travail mécanique ; le reste est dégagé à l'état de chaleur.

De la température du corps dans les maladies. De la
fièvre.

Importance de la thermométrie médicale.

3° PRODUCTION D'ÉLECTRICITÉ.

Organes électriques spéciaux (torpilles).

Courant musculaire et nerveux. — Courant général de
la grenouille.

Variation négative des courants musculaire et nerveux
dans l'état d'activité des muscles et des nerfs.

TRENTE-DEUXIÈME LEÇON

4° INNERVATION.

A. *De l'innervation en général.*

1° *Conditions générales de la production d'innervation.*

Point de départ de tous les phénomènes nerveux : une
impression, venue soit du dedans, soit du dehors, connue
ou non.

Idée schématique d'une action nerveuse réduite à sa plus
grande simplicité :

1° Point de départ; organe initial; impression initiale ;

2° Conduction; nerf centripète ; transmission centripète ;

3° Point de réflexion; ganglion; centre de réception ;

4° Conduction; nerf centrifuge; transmission centrifuge ;

5° Aboutissant; un organe quelconque; action termi-
nale; contraction, sécrétion, etc.

Remarquer que les organes auxquels vient aboutir l'excitation initiale, peuvent être aussi bien un organe nerveux qu'un muscle, et que l'acte terminal pourra être une idée aussi bien qu'une contraction musculaire.

Les centres auxquels aboutissent les excitations initiales peuvent à leur tour jouer, par rapport à d'autres centres, le rôle d'organes initiaux. Ainsi une idée déterminée par une impression sensitive, pourra déterminer une contraction musculaire en agissant sur un centre moteur.

Il faut se faire ainsi des enchaînements successifs d'actions nerveuses, de façon qu'entre les deux actes, initial et terminal, il peut exister une quantité d'actes intermédiaires.

II° *Des excitants d'impression.* Plusieurs catégories :

Excitants d'impression provenant des milieux extérieurs ;

Matière pondérable ;

Actions mécaniques ; résistance des corps ; pressions, chocs, etc.;

Son ; vibrations de l'air ou des corps ;

Corps odorants ;

Corps sapides ;

Matière impondérable ; éther ;

Lumière ; chaleur ; électricité.

Excitants d'impression provenant des milieux intérieurs ; pression sanguine ; sensations dites internes ; actions de centres nerveux.

En résumé tous se réduisent au mouvement :

Division des excitants d'après leur mode d'action :

Excitants homologues ; n'agissent que sur un appareil organique déterminé ; lumière ;

Excitants hétérologues; agissent sur tous; électricité, actions mécaniques.

III° *Anatomie comparée du système nerveux.*

Disposition générale du système nerveux dans la série animale :

Animaux sans système nerveux ; apathiques de Lamarck ;

Animaux à système nerveux insymétrique. — Mollusques :

Bryozoaires; un seul ganglion nerveux ;

Palléobranches (huître); trois paires de ganglions, ganglion cérébral ; ganglion moteur (pied); ganglion respiratoire (branchies).

Spécialisation plus grande; térébratule, ganglions œsophagien et buccal ; teredo ; ganglion cardiaque annexé au ganglion postérieur.

Dentale; apparition du grand sympathique.

Gastéropodes ; même disposition générale.

Céphalopodes; id.; ganglion céphalique traversé par l'œsophage.

Animaux à système nerveux symétrique.

Symétrie rayonnée; animaux rayonnés.

Symétrie bilatérale :

Vers; anneau œsophagien ;

Annélides; à chaque anneau correspond une paire de ganglions ;

Articulés; système nerveux situé au côté ventral; anneau œsophagien ; chaîne ganglionnaire; grand sympathique ;

Vertébrés ; centre encéphalo-rachidien ; au côté dorsal; grand sympathique.

Disposition générale des centres nerveux chez les animaux supérieurs.

TRENTE-TROISIÈME LEÇON

IV° *Activité des organes nerveux.*

A. *Activité des conducteurs nerveux ou nerfs.*

Excitabilité nerveuse.

Excitants de l'activité nerveuse :

Artificiels (électricité, etc.); agissent sur n'importe quel point de son trajet;

Physiologiques ; n'agissent que sur la substance nerveuse ganglionnaire.

Conditions de l'excitabilité nerveuse.

Intégrité du nerf.

Causes influençant l'excitabilité nerveuse :

Repos du nerf; à la longue la diminue, dégénérescence graisseuse; atrophie d'inaction; applications ;

Fatigue du nerf;

Conductibilité des nerfs.

Condition indispensable : intégrité du nerf; la section du nerf abolit la transmission; l'accolement intime des deux bouts ne se rétablit pas.

Mode de conductibilité nerveuse.

Premier fait : la transmission se fait dans les deux sens; elle est à la fois centripète et centrifuge. Erreur ancienne; on croyait que la transmission se faisait dans un seul sens. Expérience de Vulpian, réunion du bout central, du lingual et du bout périphérique de l'hypoglosse.

Deuxième fait : il n'y a pas simple transmission de mouvement; si on excite un point éloigné du muscle d'un nerf moteur, la contraction est plus forte que si on excite un point plus rapproché; comparaison avec un cordeau porte-feu. Fait capital en physiologie nerveuse.

Vitesse de transmission dans les nerfs.

Environ 30 mètres par seconde (nerfs moteurs). Comment on l'a mesurée.

Phénomènes présentés par le nerf pendant la transmission.

Réaction acide.

Variation négative.

Le nerf en repos est neutre et est le siége d'un courant électrique.

B. *Activité des centres nerveux.*

Excitabilité des centres nerveux.

Excitants des centres nerveux :

Physiologiques; un nerf ou un autre centre nerveux déjà excité ;

Hétérologues; surtout le sang qui se rend au centre nerveux ou certains principes contenus dans le sang.

Conductibilité des centres nerveux. Existe comme pour les nerfs.

Les centres nerveux transmettent et conduisent les excitations d'impression. Conductibilité de la substance grise.

En outre :

Modification des centres nerveux; inconnue dans son essence. Est-elle de même nature que celle qui accompagne la transmission nerveuse ?

Spécificité de cette modification; cette modification est toujours la même, quelle que soit l'excitation ou le mode d'excitation qui mette son activité en jeu; c'est l'énergie spécifique des centres nerveux.

Division des centres nerveux :

a. Centres reflexes;

. Centres d'impression; auxquels aboutissent les impressions périphériques ; reliés avec les centres nerveux suivants ;

c. Centres d'action ; reliés avec les centres d'impression ou avec les centres psychiques qui leur envoient l'excitation nécessaire pour mettre en jeu leur activité ;

— Centres moteurs ;

— Centres sécrétoires ; peut-être centres trophiques ;

d. Centres psychiques ;

— Centres de perception ;

— Centres producteurs et conservateurs (mémoire) d'idées ;

— Centres volitifs ; mouvements volontaires coordonnés ;

— Attention ; jugement.

Chacune de ces catégories de centres s'échelonne par groupes successifs de plus en plus élevés. Ex. : chaque fibre ou faisceau d'un muscle reçoit l'excitation motrice d'un centre moteur distinct ; ces centres moteurs du premier degré sont eux-mêmes commandés par un centre moteur qui détermine la contraction intégrale du muscle ; les centres moteurs d'un groupe de muscles, les fléchisseurs par exemple, seront en relation avec un centre moteur de degré plus élevé qui déterminera la flexion de telle ou telle partie et ainsi de suite. De même pour les centres psychiques.

De l'automatisme des centres nerveux. Peut-il être admis même pour les centres psychiques ? L'admission sans réserve de l'automatisme des centres nerveux équivaudrait à l'admission d'une production spontanée de force.

Actions nerveuses d'arrêt. Centres nerveux régulateurs.

TRENTE-QUATRIÈME LEÇON

B. *Actes spéciaux de l'innervation.*

a. Actions réflexes.

Déjà étudiées plus haut.

B. *Impressions.*

§ 1. — IMPRESSIONS INCONSCIENTES.

Point de départ; les différentes régions de l'organisme.

Exemples d'impressions inconscientes. Digestion stomacale; l'arrivée de l'aliment dans l'estomac détermine un afflux de suc gastrique et des mouvements des fibres musculaires de l'estomac.

Ces impressions peuvent dans certains cas déterminer dés mouvements réflexes très-étendus; accidents de la dentition.

A l'état pathologique elles peuvent devenir conscientes, et alors c'est en général sous forme de douleur.

§ 2. — IMPRESSIONS CONSCIENTES OU SENSATIONS.

aa. Sensations externes.— Sens spéciaux.

1. VISION.

Conditions générales de la vision et physiologie comparée de la vision.

Vision diffuse; distinction de la lumière et de l'obscurité, — condition : une membrane sensible; rétine; vision rudimentaire.

Vision nette ; vision distincte des objets.

Condition : chaque point de l'espace envoie ses rayons à un point déterminé de la rétine qui ne reçoit que ceux-là.

Deux dispositions :

Yeux à facettes des insectes ; dispositions anatomiques ;

Œil simple des vertébrés, de certains animaux inférieurs ; ses perfectionnements successifs dans la série.

Idée générale de l'œil humain. — Rétine, appareil de réfraction ; appareil d'adaptation ; parties accessoires ; paupières, muscles de l'œil, voies lacrymales, etc.

Division du sujet.

De la lumière.

Vibrations lumineuses ; leur longueur ; leur nombre.

De la réfraction oculaire.

Nécessité d'un appareil de réfraction ; concentration des rayons lumineux partant d'un point de l'espace sur un point déterminé de la rétine ; intensité lumineuse de l'image rétinienne.

TRENTE-CINQUIÈME LEÇON

Lois générales de la réfraction.

De la réfraction dans un milieu à surfaces parallèles.

De la réfraction dans un milieu à surfaces non parallèles. — Prismes et lentilles.

De la réfraction dans un milieu à surfaces courbes sphériques.

Construction du rayon réfracté.

Construction de l'image d'un objet.

Application à l'œil humain.

Milieux réfringents de l'œil. — Courbures et indices de réfraction.

Construction de l'image d'un objet dans l'œil :

Œil normal ou emmétrope ;

Œil myope ;

Œil hypermétrope.

De l'accommodation de l'œil.

Nécessité d'un appareil d'accommodation de l'œil ; l'image rétinienne est nette, quelle que soit la distance du point lumineux à la rétine.

Idée générale de l'appareil d'accommodation chez l'homme.

De l'accommodation dans l'œil emmétrope. Latitude d'accommodation.

De l'accommodation dans l'œil myope et dans l'œil hypermétrope.

De la presbytie.

TRENTE-SIXIÈME LEÇON

De la rétine et de l'impression lumineuse.

Anatomie de la rétine. — Membrane de Jacob ; bâtonnets et cônes.

De la choroïde ; rôle de la choroïde.

Pourquoi la pupille paraît-elle noire ?

Régions de la rétine et impressionnabilité de ces diverses régions.

Papille du nerf optique ; *punctum cæcum ;* expérience de Mariotte.

Tache jaune ; lieu de la vision nette.

De la tache jaune à l'ora serrata.

Du champ visuel.

Éléments impressionnables de la rétine ; cônes et bâtonnets.

Action de la lumière sur la rétine.

Conditions de l'impression lumineuse :

Une certaine durée d'application de l'excitation lumineuse ;

Une certaine intensité de l'excitation lumineuse.

Mode d'action de l'excitation rétinienne.

Il s'écoule un certain temps entre l'excitation rétinienne et l'impression lumineuse.

L'impression lumineuse persiste un certain temps après l'excitation rétinienne.

Images consécutives.

Irradiation lumineuse.

Conditions de la vision d'un point et d'un objet.

De la vision des couleurs.

Significations diverses du mot *couleur*.

Du spectre solaire. Des couleurs simples ou homogènes.

Combinaison des couleurs entre elles.

Eléments de la rétine impressionnables aux couleurs :

Bâtonnets ; impressionnables à la lumière ;

Cônes ; impressionnables à la couleur ; manquent chez les animaux nocturnes.

TRENTE-SEPTIÈME LEÇON

Théorie de la perception des couleurs. — Daltonisme.

Images consécutives colorées.

De la fatigue rétinienne.

Des mouvements du globe oculaire.

Protection de l'œil. — Paupières. — Sécrétion des larmes.

Vision binoculaire.

Théorie des points identiques.

Tendance au fusionnement des deux images.

Vision simple avec les deux yeux.

Notions fournies par la vision.

Notions fournies par la vision monoculaire :

Extériorité des objets ;

Direction des objets ; de la vision droite ; explications ;

Continuité des lignes et des surfaces ;

Relief ;

Orientation ;

Distance des objets ;

Mouvement des objets ;

L'œil est immobile ; l'objet impressionne successivement plusieurs points de la rétine ;

L'œil est mobile ; l'œil suit l'objet mobile.

Notions fournies par la vision binoculaire :

Solidité des objets ; stéréoscope ;

Distance ; degré de convergence des axes optiques.

Illusions de la vision binoculaire.

TRENTE-HUITIÈME LEÇON

2° AUDITION.

Anatomie comparée de l'organe auditif.

Type rudimentaire ; mollusques ; sac auditif à épithélium vibratile et otolithe central ;

Vertébrés ; tous, sauf l'amphioxus : perfectionnements successifs ;

Canaux demi-circulaires ; un d'abord (myxine) ; puis deux (lamproie), puis trois ;

Rudiment de caisse et de tympan ; poissons osseux ;

Caisse, tympan et osselets ; reptiles ;

TRENTE-NEUVIÈME LEÇON

3° OLFACTION.

Physiologie comparée de l'olfaction.

De l'olfaction chez les animaux inférieurs ;

De l'olfaction chez les vertébrés. — Développement des lobes olfactifs.

Mammifères ; organe de Jacobson.

Idée générale des fosses nasales. — Partie respiratoire ; partie olfactive.

Des corps odorants ; volatilisation de particules matérielles très-ténues.

De la sensation olfactive.

Caractères des sensations olfactives ; différences qualitatives de ces sensations.

Distinction des sensations olfactives et des sensations tactiles de la muqueuse nasale (ammoniaque).

Intensité de la sensation olfactive ;

Durée de la sensation olfactive ; très-courte.

Fatigue des nerfs olfactifs.

Nature de la sensation olfactive ; inconnue ; les liquides l'abolissent.

Sensations olfactives simultanées d'odeurs différentes :

Sur la même narine ; sensation résultante ;

Sur les deux narines ; les impressions ne se fusionnent pas ; elles alternent ;

Sensations olfactives consécutives ;

Sensations olfactives subjectives.

Des sensations olfactives comme points de départ de réflexes :

BEAUNIS, Physiol.   6

Réflexes partant de la muqueuse olfactive; rapports avec les organes génitaux :

Réflexes partant de la muqueuse respiratoire; éternument, larmes, etc.

Finesse de l'olfaction. — Son importance dans la série animale.

Rapports de l'olfaction avec les autres fonctions;

Rapports de l'olfaction avec le goût;

Rapports avec le sens génital;

Rapports avec les fonctions cérébrales.

QUARANTIÈME LEÇON

4° GUSTATION.

Du goût dans la série animale.

Organe du goût; langue et papilles linguales.

Des corps sapides; leur mode d'action.

Division des saveurs; 4 groupes : salé, sucré, acide, amer.

Siége de la sensibilité gustative.

Sensations confondues souvent avec les sensations gustatives proprement dites :

Sensations tactiles; astringents;

Sensations de température; rubéfiants, moutarde;

Sensations olfactives.

Intensité de la sensation gustative.

Dilution des substances sapides; peut être portée très-loin, surtout pour les amers.

Fatigue des nerfs du goût.

Sensations gustatives consécutives.

5° TOUCHER

Anatomie de la peau.

Corpuscules du tact; corpuscules de Pacini.

Deux espèces de sensations distinctes, sensations tactiles proprement dites, sensations de température.

1° *Sensibilité tactile*.

Excitants de la sensibilité tactile :

Solides, liquides, gaz. — Électricité.

Caractères des sensations tactiles :

Sensation de contact; différences de sensibilité des diverses régions;

Sensation de pression;

Sensation de traction.

Netteté et finesse des sensations tactiles.

Sensations tactiles simultanées; méthode du compas; différences de sensibilité des diverses régions cutanées;

Sensations tactiles spéciales; chatouillement;

Sensations tactiles des muqueuses.

Durée des sensations tactiles.

Influence de l'exercice et de l'habitude; palpation.

Localisation des sensations tactiles.

Projection de l'extérieur des sensations tactiles.

Théorie des sensations tactiles. Cercles de sensation.

Rôle des corpuscules du tact (*contact*) et des corpuscules de Pacini (pression).

QUARANTE ET UNIÈME LEÇON

2° *Sensibilité thermique ou sensations de température*.

Condition générale des sensations de température; variation brusque de température de la peau.

Conditions de la sensation de froid;

Conditions de la sensation de chaleur.

Modes d'exploration de la sensibilité thermique de la peau.

Caractères des sensations de température :

Intensité;

Durée.

Sensibilité thermique dans les diverses régions de la peau.

Influence de l'exercice.

Sensations thermiques simultanées.

Sensibilité thermique des muqueuses.

Théorie de la sensibilité de température.

Différences des sensations de température et des sensations de contact.

Siége de la sensibilité thermique; corpuscules du tact.

bb. Sensations internes.

Sensations internes normales.

Sensibilité musculaire ou *sens musculaire*.

Caractère spécial de la sensibilité musculaire. — Nous sentons le degré de la contraction comme étendue et comme intensité.

Extériorité de la sensation.

Fatigue musculaire.

Rôle du sens musculaire.

Analyse et théorie de la sensibilité musculaire.

Part de la sensibilité musculaire. — Dans certains phénomènes, besoins (faim), vertige, etc.

Sens génital. Faut-il l'admettre?

Des besoins. Sensations internes précédant l'accomplissement des fonctions. — Faim; soif; besoin de respirer.

Sensations internes pathologiques.

De la *douleur*.

Conditions des sensations de douleur.

Caractères de la douleur.

Rapports de la douleur et de la sensibilité tactile.

De l'anesthésie locale et générale.

cc. Actions nerveuses inconscientes.

§ 1. — ACTIONS NERVEUSES MOTRICES.

Mouvements coordonnés ;

Mouvements fonctionnels, respiratoires, de locomotion, etc.

Certains d'entre eux peuvent être commandés par des centres psychiques ; mouvements volontaires ; langage, etc.

§ 2. — SÉCRÉTIONS, NUTRITION.

Influence du système nerveux sur la sécrétion et la nutrition.

Directe ou indirecte.

Rôle des vaso-moteurs.

Rôle du grand sympathique.

dd. Actes psychiques.

§ 1. — PERCEPTIONS.

Perceptions visuelles, auditives, etc.

Siége et localisation de ces centres de perception.

§ 2. — PRODUCTION ET CONSERVATION DES IDÉES.

Notions actuelles fournies par les différentes perceptions ;

Notions antérieures fournies par les différentes perceptions et conservées ou emmagasinées (mémoire).

6.

Association et comparaison de ces notions actuelles ou conservées.

§ 3. — VOLONTÉ.

Deux formes :

1° S'exerçant sur les centres moteurs; mouvements volontaires ;

2° S'exerçant sur les centres psychiques ; jugement ; attention.

§ 4. — VEILLE ET SOMMEIL.

De la circulation dans le sommeil.
De l'intermittence dans les actes nerveux.

QUARANTE-DEUXIÈME LEÇON

5° GÉNÉRATION ET REPRODUCTION.

A. *Des divers modes de géneration chez les êtres vivants.*

1° *Génération spontanée.*

Comment à l'origine du monde animé l'inorganique est-il devenu organique?

Formes probables des premiers êtres organisés; unicellulaires; globules plastiques; *monères* d'Haeckel; masse d'albumine contractile.

Point de départ probable; eau tenant en solution les éléments nécessaires de l'être vivant le plus simple, acide carbonique et ammoniaque.

La génération spontanée a-t-elle lieu aujourd'hui? Discussion actuelle.

Deux questions :

Transformation de substance minérale en substance organique ;

Transformation de substance organique en êtres vivants ; molécules organiques de Buffon.

Expériences modernes. Pouchet ; Pasteur.

2° *Reproduction*.

A. *Reproduction asexuelle*.

a. *Propagation par croissance*.

Deux modes :

— *Fissiparité*; l'être générateur se divise en deux parties égales formant chacune un animal nouveau ; — deux formes de fissiparité : 1° la scission est perpendiculaire à l'axe du corps, transversale ; paramécies ; 2° la scission est longitudinale ; vorticelles ; fissiparité artificielle ; hydre ;

Gemmiparité; une partie du corps du générateur bourgeonne, puis le bourgeon se sépare et a son individualité distincte ; mode très-répandu ; bryozoaires, tuniciers, etc.

Les bourgeons peuvent aussi se développer en restant unis au générateur et former ainsi une colonie (polypes). Le bourgeonnement se présente sous deux formes : 1° bourgeonnement latéral (polypes) ; répond à la scission longitudinale ; 2° bourgeonnement axillaire ; répond à la scission transversale (vers intestinaux).

b. *Propagation par germes* ou *spores*.

Une cellule germinative se produit dans le corps du générateur, puis devient libre et donne naissance à un être nouveau (sorte de bourgeonnement intérieur), se rencontre dans les végétaux (champignons, algues) et dans les animaux (infusoires, trématodes).

B. *Reproduction sexuelle*.

Deux éléments reproducteurs, un élément femelle, ovule ; un élément mâle, spermatoïde.

Deux classes :

a. Les éléments mâle et femelle se forment sur le même individu ; hermaphrodisme (la plupart des plantes, animaux hermaphrodites) ;

b. Les éléments mâle et femelle se trouvent sur deux individus différents (plantes dioïques ; beaucoup d'animaux).

c. Génération alternante.

La reproduction asexuelle peut alterner avec la génération sexuelle dans une série de générations successives (ex. : ténia).

QUARANTE-TROISIÈME LEÇON

B. *De la génération sexuelle dans la série animale.*

1° *Des éléments reproducteurs mâle et femelle.*

a. *De l'ovule et de l'ovulation.*

Structure de l'ovule. — Membrane vitelline ; vitellus, vésicule et tache.

Germinatives. — Vitellus de nutrition et vitellus de formation.

Division des œufs :

Œufs *méroblastes*, à deux vitellus et à segmentation partielle (oiseau, amphibies écailleux, crustacés supérieurs, arachnides, insectes, céphalopodes) ;

Œufs *holoblastes*, à un seul vitellus et à segmentation totale (mammifères, batraciens, cyclostomes, annélides, mollusques inférieurs, rayonnés).

b. *Spermatozoïde.*

Formes diverses dans la série animale.

2° *Union des deux éléments ; fécondation.*

Pénétration du spermatozoïde dans l'ovule. — Micropyle de l'ovule.

Disparition de la vésicule germinative.

Segmentation du vitellus.

3° *Développement de l'œuf; premières phases.*

Conditions de développement de l'œuf; deux principales :

1° Température; incubation ;

2° Présence de l'oxygène.

Modes de développement de l'œuf :

Extérieur; le développement de l'œuf se fait au dehors; animaux ovipares ;

Intérieur; animaux vivipares.

Arrêt temporaire dans le développement de l'œuf; état de larve.

Parthénogenèse.

Quelquefois l'œuf peut se développer sans fécondation (abeilles; l'œuf non fécondé donne un mâle).

4° *Idée générale des appareils reproducteurs mâle et femelle.*

a. Appareil reproducteur femelle.

Ovaires. — Nucléus des infusoires; structure tubuleuse chez les invertébrés, et chez les vertébrés embryonnaires; vésicules de Graaf des vertébrés. Ovulation et menstruation.

Oviductes; épithélium vibratile; sécrétion d'une substance albumineuse qui entoure l'ovule; œuf de grenouille; blanc de l'œuf de l'oiseau (chalazes et rotation de l'œuf).

Utérus; cornes utérines.

Vagin et appareil érectile femelle.

Cloaque.

b. Appareil reproducteur mâle.

Testicules. — Formation des spermatozoïdes. Sécrétion du sperme.

Canaux d'excrétion.

Organes érectiles. — Corps caverneux et urèthre. — Pénis.

QUARANTE-QUATRIÈME LEÇON

C. *De la reproduction chez l'homme.*

1° *Ovulation et menstruation.*

Formation des ovules et des follicules de Graaf.

Rupture des follicules de Graaf.

Pénétration de l'ovule dans la trompe; mécanisme de cette pénétration.

Formation des corps jaunes.

Menstruation.

Périodicité de la menstruation.

Caractères du flux menstruel; sa durée.

Rapports de l'ovulation et de la menstruation.

Époque de la chute de l'ovule.

Greffe de l'ovule sur la muqueuse utérine.

Puberté et ménopause.

Progression de l'ovule dans la trompe.

2° *Sperme et production du sperme.*

Spermatozoïdes; leurs mouvements.

3° *Copulation.*

Érection. — Éjaculation.

4° *Fécondation.*

Lieu de fécondation de l'œuf.

5° *Gestation.*

Durée de la gestation dans l'espèce humaine.

Modifications de l'utérus dans la gestation.
6° *Parturition*.

III. Physiologie de la forme. Morphologie et développement.

1° DÉVELOPPEMENT DES TYPES SPÉCIFIQUES; DÉVELOPPEMENT DE L'ESPÈCE.

Doctrine classique de l'espèce; immutabilité de l'espèce; sa définition.

Idée générale des discussions sur ce sujet.

Théorie de Darwin ou *Darwinisme*. — Tous les organismes dérivent de quelques formes typiques pouvant elles-mêmes être ramenées à un type primordial.

Preuves tirées de l'embryologie, c'est-à-dire du développement de l'individu.

Preuves tirées de l'anatomie comparée des organismes vivants. *Natura non facit saltus*.

Preuves tirées de la paléontologie.

Influences agissant pour transformer les êtres. Quatre principales :

1° Concurrence vitale ou lutte pour l'existence. — Causes de destruction des espèces et des individus. Influence d'une espèce sur l'autre; influence d'une espèce sur la même espèce ;

2° Formation des variétés. Tendance des organismes à varier de leurs parents, et quelquefois dans des caractères essentiels. La variété est une espèce commençante; l'espèce, une variété devenue permanente. Formation des monstruosités ;

3° Transmission héréditaire. Des variations, d'abord individuelles, deviennent héréditaires ;

4° Sélection naturelle. Influence sur la conservation (
l'individu des variations utiles et nuisibles. Conservatic
des variétés à caractères utiles à l'individu.

Périodes de temps nécessaires pour que ces influenc
agissent.

Objections à la théorie de Darwin. — Objection prin
pale : les individus d'espèces différentes ne peuvent se i
produire ou fournissent des produits inaptes à la repr
duction. Mais les caractères tirés de la reproducti
n'ont pas l'importance que leur attribuent les naturalist
classiques, à preuve, les générations alternantes.

QUARANTE-CINQUIÈME LEÇON

2° DÉVELOPPEMENT DE L'INDIVIDU.

A. *Développement intra-utérin, embryologie* (1).

Idée générale du développement intra-utérin.

B. *Développement extra-utérin, de la naissance à la mort.*

a. Période de développement continu.

Va de la naissance à l'âge adulte.
Divisée en périodes secondaires ;
1° Première enfance ; va jusqu'à la première den
tion ;
2° Deuxième enfance ; de la première à la deuxième de
tition ;
3° Jeunesse ; de la deuxième dentition à la puberté ;

(1) Voir le Résumé d'embryologie que j'ai placé dans les *Nouveu
éléments d'anatomie descriptive et d'embryologie*, par Beaunis et Bo
chard, pages 943 à 1024.

4° Adolescence ; depuis la puberté jusqu'à l'époque où les épiphyses du squelette sont soudées.

b. Période de *statu quo* ; virilité ou âge adulte.

Pour la femme. cette période va jusqu'à la ménopause ; pour l'homme, elle se prolonge un peu plus et a une limite supérieure moins tranchée.

c. Période de rétrogradation ; vieillesse.

Causes de cette rétrogradation ; inconnues.

C. *Mort.*

Mort naturelle ; très-rare dans le règne animal.
Mort pathologique. — Agonie.
Causes de la mort.
Signes de la mort réelle.
Phénomènes *post mortem.*

FIN.

BEAUNIS, physiol

TABLE DES MATIÈRES

FIN DE LA TABLE DES MATIÈRES.

Corbeil, typ. et ster. de Crété fils.